人民健康·名家科普丛书

新生儿常见疾病防与治

总主编　王　俊　王建六

主　编　刘　捷

副主编　李　洁

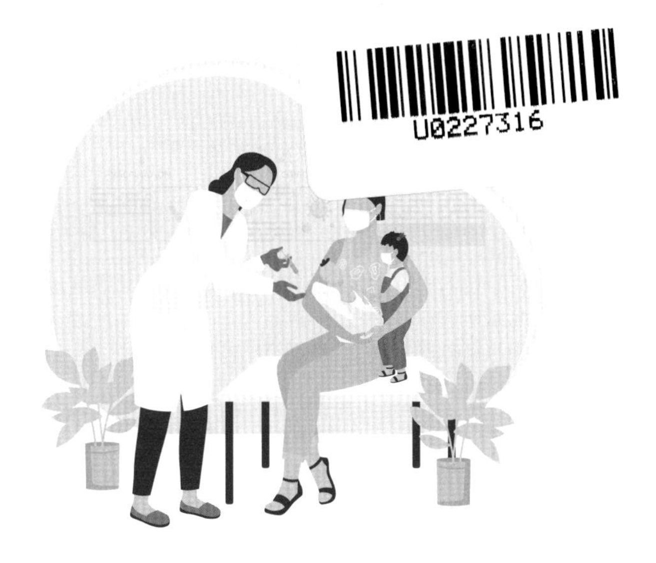

科学技术文献出版社
SCIENTIFIC AND TECHNICAL DOCUMENTATION PRESS
·北京·

图书在版编目（CIP）数据

新生儿常见疾病防与治 / 刘捷主编. — 北京：科学技术文献出版社，2024. 6
（人民健康·名家科普丛书 / 王俊，王建六总主编）
ISBN 978-7-5235-0797-1

Ⅰ. ①新… Ⅱ. ①刘… Ⅲ. ①新生儿疾病 — 常见病 — 防治 Ⅳ. ① R722.1

中国国家版本馆 CIP 数据核字（2023）第 184831 号

新生儿常见疾病防与治

策划编辑：孔荣华 王黛君 责任编辑：吕海茹 责任校对：张微 责任出版：张志平

出 版 者 科学技术文献出版社
地 址 北京市复兴路15号 邮编 100038
编 务 部 （010）58882938，58882087（传真）
发 行 部 （010）58882905，58882868（传真）
邮 购 部 （010）58882873
官方网址 www.stdp.com.cn
发 行 者 科学技术文献出版社发行 全国各地新华书店经销
印 刷 者 北京地大彩印有限公司
版 次 2024年6月第1版 2024年6月第1次印刷
开 本 880 × 1230 1/32
字 数 88千
印 张 4.75
书 号 ISBN 978-7-5235-0797-1
定 价 39.80元

编　委　会

总主编　王　俊　王建六

主　编　刘　捷

副主编　李　洁

编　委（按姓氏笔画排序）

丁　晶　马紫君　刘　瑶　刘玉鹏　李洋洋
肖一涵　张晓蕊　张懿敏　邵树铭　侯　林
黄山雅美　黄琼辉

丛书序

“健康所系，性命相托”，铮铮誓言诠释着医者的责任与担当。北京大学人民医院，这座百年医学殿堂，秉承“仁恕博爱，聪明精微，廉洁醇良”的百年院训，赓续“人民医院为人民”的使命，敬佑生命，守护健康。

人民健康是社会文明进步的基础，是民族昌盛和国家富强的重要标志，也是广大人民群众的共同追求。党中央把保障人民健康放在优先发展的战略位置，注重传播健康文明生活方式，建立健全健康教育体系，提升全民健康素养。北京大学人民医院勇担“国家队”使命，以守护人民健康为己任，以患者需求为导向，充分发挥优质医疗资源的优势，实现了全员时时、处处健康宣教，以病友会、义诊、讲座多渠道送健康；进社区、进乡村、进企业、进学校、上高原，足迹遍布医联体单位、合作院区，发挥了“国家队”引领作用；打造健康科普全媒体传播平台，将高品质健康科普知识传递到千家万户，推进提升了国民健康素养。

在建院105周年之际，北京大学人民医院与科学技术文献出版社合作，25个重点学科、200余名资深专家通力打造医学科普丛书“人民健康·名家科普”。丛书以大数据筛查百姓常见健康问题为基准，结合北京大学人民医院优势学科及医疗特色，传递科学、精准、高水平医学科普知识，提高公众健康素养和健康文化水平。北京大学人民医院通过“互联网 + 健康科普”形式，构建“北大人民”健康科普资源库和健康科普专家库，为实现全方位、全周期保障人民健康奠定并夯实基础；为实现“两个一百年”奋斗目标、实现中华民族伟大复兴贡献“人民”力量！

王俊　王建六

前 言

对于每个家庭来说，新生儿的诞生都是一个奇迹的开始。而新手父母面对初生的宝宝难免会手忙脚乱，出现这样或那样的问题。比如，因为缺乏一些基本的疾病知识，爱子心切的父母可能就会因为一点小问题而多次往返医院，造成不必要的过度诊疗并增加交叉感染的风险；同时，有的父母却因为没有及时辨别宝宝生病的警示信号，贻误了最佳的诊疗时机，造成了严重的后果……这些都是我们医者不愿见到的情况。

目前，家长们科学育儿的理念越来越强，获取育儿知识的途径也越来越多，但一些问题也随之出现。当前市面上与育儿相关的科普作品质量良莠不齐，有些内容没有经过专业人员审核；有些内容由于发布者不同，对于同一个问题的观点大相径庭，甚至互相矛盾……因此，许多家长们获取的育儿知识不够全面，甚至是错误的，而错误的育儿知识就会变成育儿路上的“绊脚石”，给宝宝造成不好的影响。

针对上述情况，为了让家长们少走“弯路”，便捷而相对准确地获取科学的育儿知识，北京大学人民医院儿科教研室集结了一批临床经验丰富的新生儿及生长发育专业的医生，在繁忙的临床工作之余，花费了相当长的一段时间，将他们的专业特长与平时家长所问的常见问题相结合，对新生儿常见症状和疾病的特点及诊断治疗做了相对系统的总结，同时针对容易出现争议的育儿问题，广泛查阅文献后进行了重点讨论，几易其稿，终成此书。

我们希望凭借此书为家长们呈现科学而前沿的科普知识，使新手父母对处于生命早期的宝宝的常见情况和疾病有大体的了解；当家长们在育儿问题上出现困惑、手足无措时，希望我们的书能切实解决宝爸宝妈们的困难，帮助他们跨越育儿路上的一道道障碍。

本书撰写过程中得到了医院教育处领导的大力支持，作为北京大学人民医院儿科教研室产出的作品，本书还可作为本科生、研究生及进修医师的科普拓展教材，希望对医学生和同仁能有所启发和帮助。

北京大学人民医院儿科的全体员工始终秉承“仁恕博爱，聪明精微，廉洁醇良”的院训精神，始终以“为人民健康保驾护航”为己任，不忘初心，牢记使命，为推进健康中国建设努力奉献。而本书成书正值我院建院 105 周年及儿科建科 80 周年大庆之际，故我们谨以此书献礼，预祝北京大学人民医院儿科蒸蒸日上，也祝天下宝宝都能聪明健康、平安快乐地成长！

刘　捷

目 录

第一章

第二章

第五章

呼吸系统常见病症……51

第八章

第九章

第十一章

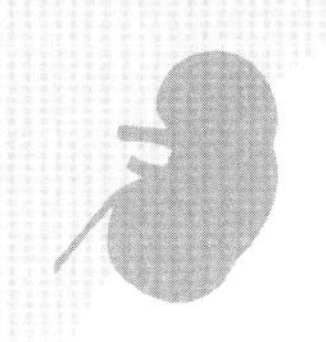

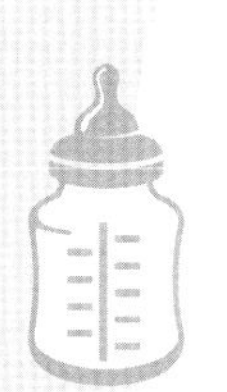

第一章

神经系统常见病症

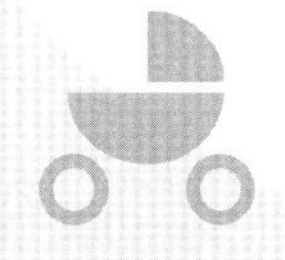

Q: 宝宝出现了奇怪的动作、突然颤抖，可能是什么问题？

新生儿出生之后出现四肢抖动非常常见，绝大多数情况下都不是神经系统的异常，而是正常的现象。这是因为新生儿脑发育尚不成熟，对四肢控制能力较低，外界稍有刺激（比如稍微大一点的声音、触碰等）或者在吃奶的时候，就会出现抖动的现象。如果孩子精神状态好，抖动的时候意识清楚，脸色没有改变，这就属于生理现象，随着孩子长大、神经系统逐渐成熟之后会逐渐好转。但是如果孩子抖动的时候伴有其他异常的表现，则需要考虑其他疾病可能，要及时到医院就诊，可以带孩子到新生儿门诊或者儿童神经内科门诊就诊。

Q: 为什么新生儿癫痫看症状难以确定？

新生儿尤其是早产儿癫痫发作时症状特别不明显，常常会被父母甚至医生、护士忽略。有时候新生儿的癫痫发作跟孩子平时正常的紧张动作很类似，往往很难像大孩子及成年人一样有癫痫发作的典型症状。当宝宝的大脑异常放电时就会发生癫痫。成年人的抽搐会表现为身体不受控制地节律性地颤抖，但是有时癫痫的症状也是轻微的、不容易被察觉的。对于新生儿来说，他们的神经系统还不成熟，相同的疾病可能会表现得更不明显，只是与平时的行为有一点不同。所以父母往往不容易发现孩子癫痫的情况，即使是受过良好训练的医生、护士也可能会忽略掉这些症状，或者很难分清楚是正常的情况还是癫痫发作。因此，在怀疑孩子有癫痫的情况时，往往需要借助脑电图检查来帮助医生进行判断。

脑电图检查是一项无痛的检查，给宝宝做检查的工作人员会将一些电极固定在宝宝的头上（这个并不疼也不刺激，只是会让孩子的头发有些乱、沾上一些导电膏，不会有电流刺激孩子，这些电极是用来接收头部电流信号的），记录孩子大脑内部的电活动，检查通常需要 2 ～ 4 小时。

Q: 什么是脑室内出血？

脑室内出血是颅内出血（通俗说就是脑子里面出血）的一种，在早产儿中比较常见，足月儿中相对少见，但是总的来说是新生儿时期的常见病，与新生儿这一阶段自身的解剖特点及围产期的高危因素（比如缺氧、应用呼吸机等）有关。早产儿的大脑还处于发育的早期阶段，还没有做好在子宫外生存的准备，大脑中有许多微小的血管（脑室内生发层基质内的毛细血管）不成熟，非常脆弱，容易受到各种因素的影响而破裂，从而引起脑室内或者脑室周围出血。脑室内出血通常是早产宝宝不可避免的情况。宝宝出生胎龄越小，出生体重越轻、越虚弱，其他疾病情况越多，发生脑室内出血的概率就越大。

Q: 宝宝有脑室内出血，以后会傻吗？会有后遗症吗？

脑室内出血有不同的严重程度，从轻到重分别为Ⅰ级、Ⅱ级、Ⅲ级、Ⅳ级。Ⅰ级脑室内出血几乎没有发生短期并发症的风险，宝宝会像没有发生过脑室内出血一样。Ⅱ级脑室内出血的出血量是很少的，可以自行吸收，一般不会对孩子造成明显的影响，不会影响孩子的智力（也就是说不会让孩子变傻），虽然宝宝可能会出现轻微的功能障碍，但是并不会有长期的后遗症。Ⅲ级、Ⅳ级的脑室内出血往往出血量大，可能会给宝宝带来许多直接的风险，也可能会出现呼吸的突然恶化、心率或者血压的突然下降、癫痫发作等，有时甚至可能引起孩子死亡。Ⅳ级脑室内出血往往容易引起脑积水。在引起脑积水的情况下，如果没有得到及时的治疗干预或者即使给予了治疗干预但是效果不好的话，则可能影响孩子的智力运动发育，留下后遗症（比如脑瘫）。如果是由于血管畸形或者严重外伤（比如严重的产伤）引起的大量出血，则很难自愈，并且容易引起严重的后遗症。

Q: 宝宝有化脓性脑膜炎，这是什么病?

新生儿化脓性脑膜炎也称为新生儿细菌性脑膜炎，是各种细菌感染引起的脑膜炎症，是新生儿常见的急性中枢神经系统感染性疾病（通俗说就是脑子里面有感染）。其特征性的表现有发热、惊厥（抽风）、呕吐、前囟门增宽或者凸起、颅缝增大。新生儿往往起病隐匿，可以没有发热、惊厥、呕吐这些典型症状，而表现为黄疸加重、体温低、吃奶差、精神差这些不特异的症状，很容易被误诊。当医生怀疑孩子有这个问题的时候，需要做腰椎穿刺，进行脑脊液化验来帮助判断是不是这种病。腰椎穿刺虽然是一种有创性操作，会给孩子带来疼痛，但是它是诊断化脓性脑膜炎和判断治疗效果必不可少的检查。对新生儿科的医生来说，腰椎穿刺其实是一种非常熟悉的常规操作。虽然医生在告知患儿家长腰椎穿刺的必要性和征得患儿家长同意时会说明此操作有各种各样可能的并发症，但是对于操作熟练的新生儿科医生来说，那些并发症都是很少见的。绝大多数情况下，腰椎穿刺也不会给孩子带来大的损伤甚至后遗症；如果拒绝腰椎穿刺，则会影响诊断和治疗决策，而延误脑膜炎的治疗往往会增加并发症、后遗症的风险。

Q：宝宝得了化脓性脑膜炎，以后会有后遗症吗？

化脓性脑膜炎是中枢神经系统的感染，是比较严重的感染性疾病，可以致残、致死，但是早诊断、早治疗可以降低本病的致残率和病死率。对于治疗及时、治疗效果良好的化脓性脑膜炎可能不会遗留后遗症；对于治疗不及时或者治疗效果不好的化脓性脑膜炎，遗留后遗症的风险还是比较高的。新生儿脑膜炎患者的死亡率约为10%，但生存者仍有较高风险发生神经系统后遗症和终身损害。15% ～ 20% 的生存者有中至重度残疾，30% ～ 35% 有轻度残疾。化脓性脑膜炎常见的后遗症包括听力丧失、智力运动发育落后、语言能力延迟、视力障碍、继发性癫痫、行为异常。

Q：黄疸严重会损伤宝宝大脑吗？大脑受损有什么表现？

黄疸是几乎每个新生儿都会经历的过程。生理性黄疸对新生儿来说并没有什么损害，但是严重的黄疸确实可能会引起脑损伤（胆红素相关神经毒性损伤，又称为胆红素脑病）。根据具体的症状特征，临床上通常将胆红素脑病分为警告期、痉挛期、恢复期、后遗症期 4 个阶段。

警告期，持续数小时至24小时，主要症状为嗜睡、反应低下、吮吸无力、拥抱反射减弱和肌张力减低等，偶尔伴有尖叫和呕吐。

痉挛期，持续12～48小时，主要症状为抽搐、角弓反张（指项背高度强直，使身体仰屈如弓状）、肌张力增高、呼吸暂停和发热。

恢复期，持续约2周，孩子吃奶和反应好转、抽搐次数减少、角弓反张逐步消失、肌张力渐渐恢复。

后遗症期，表现出典型的核黄疸后遗症（包括手足徐动、眼球运动障碍、听觉障碍、牙釉质发育不良，还可能存在脑瘫、智力落后、抬头无力、抽搐和流涎等后遗症表现）。

Q: 宝宝出现严重的黄疸，应该怎么处理?

当宝宝出现严重黄疸或者快速加重的黄疸时，家长要尽快带宝宝去医院就诊评估，由医生来判断是否需要治疗干预以及采取何种方式进行治疗。如果治疗及时、治疗效果良好，宝宝的神经系统症状会随着胆红素的下降很快恢复，不影响患儿正常生活。如果出现了急性胆红素脑病的症状（发蔫、兴奋、抽搐等），那么就需要警惕后面会不会出现后遗症。对于有胆红素脑病的宝宝或者高度怀疑胆红素脑病的宝宝，出院前医生会做听力筛查、头颅磁共振成像（MRI）来评估。如果这些检查有异常，则提示有脑损伤；如果这些检查没有异常，后续养育过程中也仍然需要观察宝宝的神经系统表现、智力运动发育和语言发育情况。

Q: 怎么确定宝宝有没有因为严重的黄疸而损伤大脑?

对于有胆红素脑病风险或者有胆红素脑病的宝宝，如果有急性胆红素脑损伤的症状，并不代表后面会有慢性的胆红素脑损伤（也就是核黄疸或者长期的后遗症）。对于有胆红素脑损伤风险的新生儿，出院前医生会进行听力筛查、头颅 MRI 甚至是脑电图等神经系统的评估，来帮助判断是否有脑损伤。如果这些评估异常，那么有慢性胆红素脑损伤、留下后遗症的概率就会很高；如果这些评估正常，发生慢性胆红素脑损伤的概率就会很低，但是也仍然需要在后续的养育过程中观察宝宝的神经系统发育情况，这往往可能需要等到宝宝会走路、说话的时候才能最终明确。

Q: 宝宝出生的时候有窒息，怎么知道孩子有没有脑损伤呢?

新生儿窒息后可能导致缺血缺氧性脑病（也就是脑损伤），这种情况多见于比较严重的窒息缺氧。缺氧缺血性脑病的宝宝会有相应的表现，主要包括过度兴奋（易激惹、肢体颤抖、自发动作增多、睁眼时间长、凝视等）、嗜睡、反应迟钝，甚至昏迷；肢体肌张力改变，如张力增强、减弱，甚至松软；原始反射异常，如拥抱反射过分活跃、减弱或消失，吸吮反射减弱或消失。病情较重时，患儿可有惊厥或频繁发作惊厥，因脑水肿出现囟门张力增高。重症病例还可出现脑干受损症状，表现为呼吸节律不齐、呼吸减慢、呼吸暂停等中枢性呼吸衰竭症状，瞳孔缩小或扩大，对光反应迟钝甚至消失，部分宝宝会出现眼球震颤。

对于出生时有窒息的新生儿，医生会重点关注宝宝神经系统的表现。如果新生儿只是很轻的窒息，那么大可不必为此担心；如果是比较严重的窒息，那么需要医生、护士的反复详细评估和观察。如果发现有上述的异常表现，则提示宝宝有窒息引起的缺血缺氧性脑病；如果宝宝生后表现正常，没有神经系统的异常表现，那么就不需要担心了。

Q: 宝宝出生的时候有窒息，造成了脑损伤，会有后遗症吗?

窒息引起的脑损伤（缺血缺氧性脑病）根据表现分为不同程度，医生会观察孩子的表现并且进行程度的判断。

轻度的缺血缺氧性脑病表现为兴奋和抑制交替（孩子哭闹和发蔫交替）、孩子一般没有惊厥（抽风）发作、呼吸没有改变、脑电图正常，症状往往在生后 72 小时内恢复，不遗留后遗症。

中度的缺血缺氧性脑病表现为孩子明显嗜睡、肌张力减低（孩子看起来比较松软），往往会有惊厥，脑电图会有低电压的表现或者会出现异常放电，多数孩子的症状在 1 周内消失，少数症状持续时间较长，可能达到 2 周。症状持续时间比较长的患儿则可能有后遗症。

重度缺血缺氧性脑病表现为孩子呈现昏迷状态、孩子很松软、有惊厥发作，甚至可能呈现持续惊厥的状态，往往同时伴有呼吸衰竭，脑电图表现为爆发抑制，症状可以持续数周，部分患儿在 1 周内死亡，存活者有后遗症可能性较大。

Q: 宝宝出生时因窒息造成了脑损伤，要怎么治疗？

新生儿缺血缺氧性脑病的首选治疗是在出生后6小时内予以治疗性低体温，又称为“亚低温治疗”。这种治疗有严格的适应证，并不是所有窒息造成脑损伤的孩子都可以进行。一般来说，胎龄≥36周且出生不超过6小时，脐带血或出生后1小时内采集的任意血样中pH≤7.0或碱剩余≤-16 mmol/L，临床检查发现中至重度脑病，并且符合下列条件之一者才会予以治疗性低体温：①10分钟Apgar评分≤5分；②从出生时开始持续复苏并持续至少10分钟的缺血缺氧性脑病。

中度和重度新生儿脑病的支持治疗应在新生儿重症监护病房实施，主要目标包括维持生理稳态和治疗脑损伤的外在表现。支持治疗的核心内容包括维持充足通气，避免低氧血症或高氧；维持脑和器官的充足灌注，避免体循环低血压或高血压，避免高黏滞血症；维持正常的代谢状态，如正常的血糖、营养状况和pH；控制惊厥发作；控制脑水肿，避免液体过剩。

目前的研究表明，治疗性低体温是新生儿脑病唯一经证实有神经保护作用的方法。而这些治疗都需要有经验的新生儿医生来进行，作为家长能够做的事情比较有限，最重要的是保持和医生的有效沟通。

Q: 宝宝出生时因窒息造成了脑损伤，会有后遗症吗？

由窒息引起缺血缺氧性脑病并且造成后遗症的情况是相对少见的，这种情况多见于重度窒息引起中度至重度缺血缺氧性脑病的孩子。窒息引起的永久性神经系统后遗症可能呈轻度，例如学习障碍或注意力缺陷障碍；也可能较严重且致残，例如脑性瘫痪（简称脑瘫）、癫痫、视力障碍或者重度认知和发育障碍。而具体到某一个宝宝，则需要通过长期的神经系统发育随访和评估来判断后遗症的严重程度及情况。

Q: 新生的宝宝能看见东西吗？能看到多远？怎么判断宝宝的视力是否正常？

宝宝视力发育的过程是从很微弱的光感逐渐到正视眼的过程。新生的宝宝能看到 10 ～ 15 cm 距离的较大物体，但是往往并不能看清楚，可能只有很微弱的光感，有注视和追随目标的现象。在新生儿面前 10 cm 左右的距离，展示红球或者人脸来观察小宝贝是否注意到并且在一定程度上跟着看，如果有这些表现，说明宝宝能够看到。

Q: 新生的宝宝能听见声音吗？怎么知道宝宝的听力有没有问题？

新生儿出生以后听力是比较灵敏的，如果周围环境有较强的声音变化，新生儿便会马上察觉。而如果周围产生的噪声过大，出现比较刺耳的声音，便会引起新生儿的惊跳反应，甚至导致新生儿惊醒大哭。新生儿比较喜欢柔和、欢快和高调一些的声音，对熟悉的妈妈的声音会有更多的喜欢。观察孩子对声音的反应可以判断孩子能不能听到，但是更细致的听力检查则需要到医院进行检测。现在孩子出生后，出院前医生都会给孩子做听力筛查。

Q: 听说早产的孩子容易脑瘫，真的吗？

并不是所有早产的孩子都容易脑瘫。一般来说出生胎龄越小、出生体重越低、伴有神经系统其他疾病的孩子脑瘫风险更高。根据数据，在早产儿生后头一年，体重低于 1500 g 的孩子中，有 2/3 会出现肌张力和反射异常，而他们中只有 5% ～ 10% 最终会被诊断为脑瘫。脑瘫一般要在孩子 18 ～ 24 月龄才能被诊断。只有在被确定有脑损伤并且有明显的运动异常时医生才能在 12 月龄之前确定孩子有脑瘫。对于刚出生的早产儿来说，讨论是否会脑瘫还为时过早。

Q: 医生建议孩子做神经发育评估，一定要做吗？

对于正规医院儿童保健科或者新生儿专科就诊的孩子，如果医生评估有神经系统发育问题，或者因为早产、疾病因素存在神经系统发育异常风险，建议听从医生的意见做发育评估。但是如果只是普通社区体检、没有任何发育问题和发育异常风险的孩子，则没有必要无指征地进行神经发育评估。

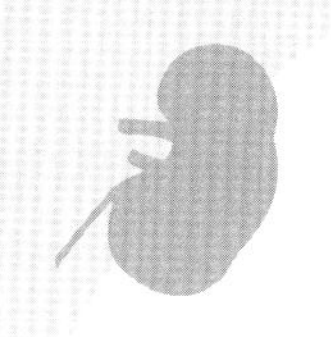

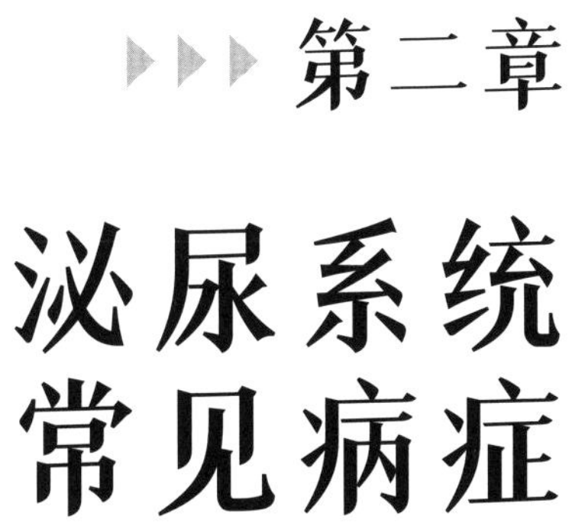

第二章

泌尿系统常见病症

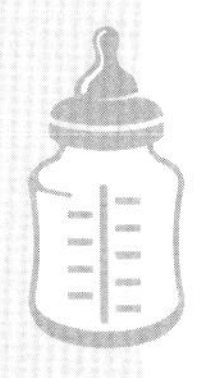

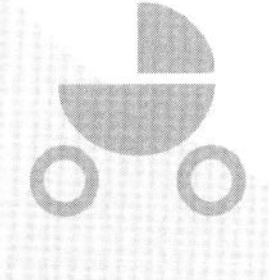

Q: 刚出生的宝宝，纸尿裤上有红色，是尿血吗?

刚出生的宝宝，纸尿裤上有红色，一般常见于3种情况。①假月经：见于女婴在出生后，由于脱离母体造成体内雌激素水平下降，出现少量的阴道出血的情况，这是一种生理现象，不用做任何处理。一般在女宝宝出生后1周内，出现假月经的情况，大约持续1周。②尿酸盐结晶：常发生于生后3天左右，由于在哺乳后奶水较少，而小婴儿尿液浓缩稀释作用尚不健全，即可能出现尿酸盐结晶。其常表现为尿液的颜色变深、出现浑浊，若持续一段时间会出现红褐色沉淀。发生尿酸盐结晶时需要对宝宝加强喂养。③尿血与便血：可能有出凝血异常，需及时就医，完善尿常规及便常规、出凝血功能检查来诊断及治疗。

Q: 宝宝尿频，怎么办?

宝宝尿频，一般有3种原因。①生理现象，一般发生在宝宝短时间之内摄入大量液体之后。②泌尿系感染，一般会伴随尿急、尿痛，甚至是发热、腹痛的症状。③精神方面的因素，如精神紧张等，也会造成宝宝尿频的表现。

若宝宝出现尿频，首先，可以改变宝宝生活作息的习惯，即父母在孩子入睡前的1～2小时尽量不要给孩子过量的水或者牛奶等流质的食物，帮助宝宝缓解精神的紧张。其次，如果改变生活作息后尿频仍不能缓解，或者是伴随尿痛、发热等症状，需要及时给宝宝化验尿常规来诊断有无泌尿系感染。如果确实存在泌尿系感染，需要及时应用抗生素进行抗感染治疗。如果反复出现泌尿系感染，就需要到小儿泌尿科就诊进一步查找其他原因。

Q: 宝宝尿量减少，怎么办?

宝宝尿量减少，是指尿的次数和总量的减少，主要原因分为3个方面：①摄入的液体量比较少；②环境颜色影响，体表散热过多，导致体内留存的可循环的容量减少；③病理性的因素，如腹泻脱水、泌尿系感染、肾功能异常或者是尿路梗阻。在宝宝出现尿量过少时，首先可以让宝宝摄入更多的水分，多喝水或者在食物中增加含水量丰富的食物；如果是在腹泻等疾病状态下，可以口服补液盐等来纠正脱水，同时积极治疗原发病；如果尿少伴有水肿、腰痛等表现，应注意肾脏问题，需要及时到小儿肾脏专业门诊就诊。

Q: 宝宝一天尿多少算是正常?

儿童尿量个体差异相对较大。宝宝生后数天每天排尿4～6次，1周后可增至20～25次/天，到能主动控制排尿时，排尿间隔又逐渐延长，1岁时15～16次/天，学龄期6～7次/天。一般新生儿生后48小时正常尿量为1～3 mL/(kg·h)，生后3～10天为100～300 mL/d，1岁内为200～500 mL/d，后随年龄增长逐渐增加，幼儿期为500～600 mL/d，学龄前期及学龄期为600～1000 mL/d，青春期为800～1400 mL/d。新生儿尿量低于1 mL/(kg·h)为少尿，婴幼儿少于200 mL/d为少尿。

Q: 宝宝有鞘膜积液，要不要紧，需要注意什么?

婴儿发生鞘膜积液，发病机制主要是婴儿出生后睾丸的鞘状突未闭合，形成细小的管道，可联通腹腔及阴囊，婴儿哭闹用力时腹腔内的一些液体会通过管道下流至阴囊出现鞘膜积液；主要表现为阴囊肿胀，查体睾丸可触及或不可触及，无明显压痛，按压肿物不可还纳腹腔。鞘膜内如长期存在积液、内压升高，可影响睾丸的血运和温度调节，引起患侧睾丸萎缩。婴儿鞘膜积液如果体积不大、张力不高，可不急于手术治疗，特别是 1 岁以内婴儿，尚有自行消退的机会；如果张力较高，可能影响睾丸血液循环而使其萎缩，则应在小儿泌尿外科医生指导下进行进一步诊治，如行腹腔镜鞘状突高位结扎术治疗。

Q: 宝宝有过泌尿系感染，日常生活需要注意什么？

宝宝泌尿系感染是指因某种细菌感染引起的菌尿或尿中白细胞或脓细胞增多，一般根据感染部位可分为上尿路感染及下尿路感染。对于发生过泌尿系感染的宝宝，可能会由于日常护理不当，再次发生泌尿系感染，所以一定要加强日常护理，主要可以采取 4 个方面的措施：①多饮水，增加尿量，喝水加强排尿可以冲洗尿道，有利于细菌的排出；②勤换尿裤，平时注意尿道口的清洁；③增加营养，可食用优质蛋白，饮食宜清淡、易消化；④若怀疑泌尿系感染，不要等待，需及时就医。

Q: 宝宝有过泌尿系感染，会更容易再得吗？

宝宝的泌尿感染可能会复发，尤其是在宝宝存在泌尿道畸形的情况下，更容易反复泌尿系感染。对于发生过泌尿系感染的宝宝，一定要足疗程抗感染治疗，这可以显著降低复发的发生率，同时平时还要加强护理措施。对于有泌尿道畸形的宝宝，要及时到外科就诊，必要时手术干预治疗。

Q: 怎么知道宝宝有没有泌尿系感染？

宝宝发生泌尿系感染，表现症状轻重不等，以全身症状为主，如发热、吃奶差、苍白、呕吐、腹泻、腹胀等非特异性表现，部分儿童有生长发育停滞、体重增长缓慢等表现。2 岁以内的孩子泌尿系感染症状是很不特异的，发热可能是唯一的表现；如果宝宝还没到 2 岁，单纯发热，没有常见的咳嗽、流鼻涕或者呕吐、腹泻的表现，那么就需要警惕是不是泌尿系感染。大孩子除了发热之外，还可能有排尿困难、尿急、尿频、尿失禁、肉眼血尿以及腹痛等表现。对发生上述非特异性表现的宝宝，需完善尿常规、尿培养的检查，以诊断是否为泌尿系感染。需要强调的是尿常规的留取一定要是清洁中段尿样：采集前用无泡沫的消毒液或温和的肥皂清洁尿道口 2 ～ 3 次，在儿童排尿过程中用消毒过的容器收集中段尿液。

Q: 宝宝包皮长，需要做手术吗？

宝宝包皮长，不一定要手术切除，一般包皮环切有 2 个手术指征。①包茎：是指包皮口狭小，包皮包裹尿道口和阴茎头，用力上翻不能翻转或者能翻但露不出整个阴茎头（无法完全暴露出冠状沟）。青春期前的儿童期包茎可以是正常生理性的，除非出现针尖样包皮口影响排尿或出现感染，一般无须急于手术治疗；但也有部分儿童包茎严重且阴茎皮肤过少而影响阴茎发育，这种情况需及时手术治疗。②包皮过长：是指包皮完全遮盖尿道口，但可向上翻转显露整个阴茎头，(专业的说法是暴露出整个冠状沟)。对于无炎症的包皮过长，只要有条件能经常上翻清洗，可不必手术，尤其婴幼儿期包皮过长不会影响阴茎发育，无须过早手术，最好等到青春期阴茎发育基本结束时再考虑是否手术；但是如果反复出现包皮垢增多、包皮龟头炎发作，包皮完全覆盖尿道外口，排尿后包皮腔内积聚尿液等情况，就要考虑及时行包皮环切术。

Q: 宝宝清洗屁屁的注意事项有哪些?

新生儿由于大小便比较多，如果不经常洗屁股，则可能会对皮肤造成刺激，发生红屁屁。洗屁股的过程当中要注意以下问题：①在洗屁股的时候要注意调节好室内的温度，尤其是冬季比较寒冷，这时一定要注意，打开有暖风的空调或者暖气，使室内的温度能够保持在 26 ℃以上；②用水一般建议是 36 ～ 40 ℃的温开水，水温既不会很高，也不会过低，如果太高的水温，因为新生婴儿的皮肤比较娇嫩，可能会烫伤，而温度过低容易着凉；③对于女婴要先清洗会阴部，然后再清洗屁股，最后清洗肛门和肛周，对于男婴还要注意清洗大腿根部和阴囊交界部位，尽量采用流动水来保证清洁卫生；④清洗后用柔软的毛巾擦干皮肤，保持皮肤干燥，并涂抹护臀霜。

Q: 宝宝尿道下裂会影响生育功能吗?

尿道下裂是小儿泌尿生殖系统中最为常见的先天性畸形，占新出生男婴的 1/250 ～ 1/125，女婴尿道下裂极罕见。按尿道口的部位不同该病可分为4型：①阴茎头型：最为常见，畸形较轻，尿道口位于包皮系带部，尿流仍可向前；②阴茎体型：尿道口可位于阴茎体腹侧任何部位，阴茎有不同程度的向腹侧弯曲畸形；③阴茎阴囊型：尿道口位于阴茎根部与阴囊交界处，阴茎严重弯曲畸形；④会阴型：尿道口位于会阴部，阴茎极度向腹侧弯曲。

如果是畸形较轻的尿道下裂，不会影响性生活，在精子发育正常的情况下是不影响生育能力的。如果是畸形较重的尿道下裂，往往合并有严重的阴茎下弯畸形、阴茎阴囊转位以及小阴茎等，会导致精子无法进入女性阴道，无法完成受孕，这样则会影响生育。

Q: 宝宝尿道下裂应该如何处理？

尿道下裂是胚胎发育过程中因尿道沟闭合异常导致的较为常见的一种外生殖器先天畸形。按照现今的医疗水平，对于尿道下裂的治疗可以取得较为满意的效果，处理一般分为心理疏导和畸形矫治两方面。①心理方面，医务人员、父母都有为之保密的义务，生活上应鼓励孩子，配合医生治疗，战胜疾病。②手术矫治为唯一的有效方法，一般应该在入学前完成手术矫治。

矫治手术根据具体的病例与医疗条件选用不同的手术方法，一般包括阴茎弯曲矫正术和尿道成形术，术后效果较好，儿童可以站立排尿，阴茎下弯得到矫正且外观满意，成年后能进行正常的性生活。

Q: 宝宝睾丸没有下降，需要怎么处理呢？

睾丸未下降至阴囊，医学上称隐睾，一般有 4 个原因：①将睾丸引入阴囊的睾丸引带异常或缺如；②先天性睾丸发育不全使睾丸对促性腺激素不敏感，失去下降动力；③下丘脑产生的黄体生成素释放激素使脑垂体分泌的黄体生成素和卵泡刺激素缺乏，也可影响睾丸下降的动力；④早产儿。

一般睾丸的自发下降在出生后 3 个月内即可完成，如果睾丸在出生后 6 个月仍未下降，需小儿泌尿外科评估，并酌情行睾丸下降固定术治疗。

Q: 医生说宝宝的脐炎和排尿有关，这是怎么回事？

脐尿管是在胎儿时期的一个器官，连通了膀胱和胎儿脐部。胎儿出生后脐尿管在正常情况下应该闭合，但是如果靠近肚脐一端未闭合称为脐尿管瘘。脐尿管瘘一般表现为脐部潮湿或者是脐部肿胀的状态，甚至出现肉芽组织，有些会发生继发感染，出现脐炎。如果发生了脐炎，主要治疗措施如下。

（1）保持局部干燥，勤换尿布，防止尿液污染。

（2）应用药物局部消毒：轻症者可用 3% 浓度的过氧化氢清洗至没有泡沫，然后用生理盐水洗净，碘伏消毒，无菌纱布覆盖；中度者可选取家用抗菌药物治疗；重者若出现肉芽肿，可用硝酸银烧灼，同时进行局部及全身抗感染治疗；若脐部已形成脓肿，应切开引流换药。

（3）若要明确诊断脐尿管瘘，可以行超声检查，感染急性期控制后采用手术治疗进行脐尿管瘘的切除。

以上各项处理都需要在医生指导下进行。

Q: 宝宝肾病综合征，饮食上需要注意哪些?

肾病综合征是由一组具有类似临床表现，由不同病因及病理改变的肾小球疾病构成的临床综合征，常有大量蛋白尿、高度水肿、高脂血症及低蛋白血症等典型症状。儿童肾病综合征需要养成好的饮食习惯，以促进身体康复，饮食注意事项主要包括：

（1）限制盐摄入量。如有水肿、高血压、少尿等症状出现，应限制盐的摄入量，根据病情轻重程度给予低盐或无盐的饮食。

（2）限制蛋白质的摄入量。高蛋白食物会增加肾脏负担，因此要适当限制蛋白质摄入，可适当选用优质蛋白，如鸡蛋、牛奶、瘦肉、鱼等。在肾功能恢复后可恢复蛋白质摄入，以保证儿童生长发育的需要。

（3）清淡饮食。多吃清淡易消化的食物，有利于身体早点恢复，多食用新鲜的绿叶蔬菜及水果。

（4）限制饮水量。一般情况下儿童不需要限制饮水量，但当出现少尿、循环充血、心力衰竭等并发症时，应该减少饮水量。

（5）避免暴饮暴食。肾病应用激素治疗时会增加食欲，但是暴饮暴食会引起儿童胃肠功能紊乱，出现呕吐、腹泻甚至感染等并发症。

实际生活中还要个体化对待肾病综合征患儿，家长要根据宝宝的自身情况来进行饮食调整。

Q: 宝宝尿床正常吗？

尿床在医学上称为夜遗尿，也叫遗尿症，指的是已经达到可以控制排尿的年龄，一般是5岁（通常认为5岁排尿控制能力就比较成熟了），但在入睡后仍然有不自主的排尿，每周至少2次，持续3个月以上（疲劳或临睡前饮水过多而偶发遗尿的儿童不算作病态），就可以诊断了。对于更大儿童的诊断会更加严格，比如说7岁以上，每月超过1次，持续3个月，可以诊断。

膀胱控制排尿功能的发育是一个逐渐成熟的过程，即儿童首先开始意识到膀胱充盈，随后产生自主抑制逼尿肌收缩的能力，最后学会协调括约肌和逼尿肌的功能。大约4岁时，儿童通常（至少在日间）可获得这些控制排尿的能力。在学会日间控制排尿后数月至数年，儿童可实现在夜间控制膀胱，预期需要等到5～7岁。遗尿症在男孩中更常见，男孩的发病率是女孩的2倍。每年大约有15%的遗尿症患儿可自愈。但遗尿症持续时间越长，自愈的可能性越小。5岁儿童的患病率约为15%，10岁儿童的患病率下降至5%，年龄≥15岁儿童的患病率为1%。

Q: 遗尿症患儿生活中有什么注意事项？

遗尿症的原因分为原发性和继发性。继发性指出现遗尿前有至少6个月不尿床，一般和一些应激性事件有关（比如二胎出生，环境的改变等）。原发性是指从小到大都有遗尿症存在的儿童，占80%。原发性的患儿往往有成熟延迟，就是儿童的语言和大运动发育都有延迟，存在遗传倾向，即其父母一方或双方有长期夜间遗尿的病史。还可能与睡眠问题有关，一般认为睡眠过深的孩子更容易发生遗尿。遗尿症可能与膀胱功能障碍、泌尿系感染、慢性肾脏病、后尿道瓣膜症（一种先天畸形）、大便失禁等有关。

可通过以下方式来减少尿床的影响：使用床垫保护套；使用室内除臭剂；在穿衣前彻底清洗患儿；使用润肤剂以防止皮肤摩擦发炎；使用日历持续记录尿床和不尿床的夜数，这可有助于确定干预效果；患儿应尝试每日共排尿 4 ～ 7 次，包括临睡前排尿；若患儿晚上醒来，照料者应带其排尿；遗尿症患儿应避免摄入高糖和含咖啡因的饮料，尤其是在晚间。现在有很多医院设有遗尿门诊，方便宝宝和家长进行诊断治疗。

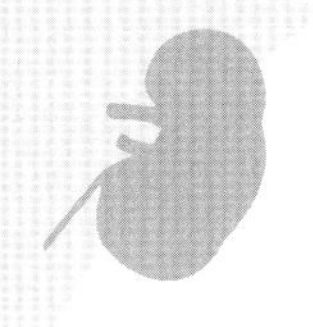

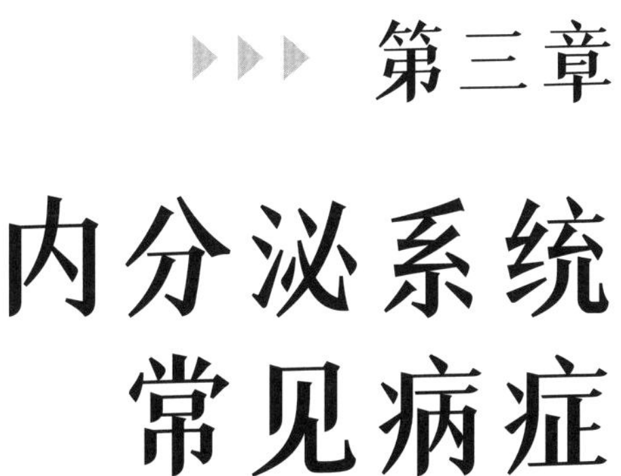

第三章

内分泌系统常见病症

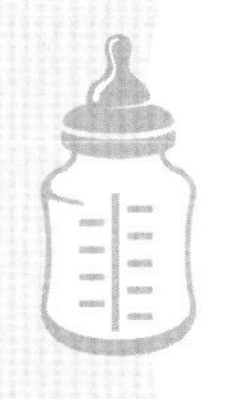

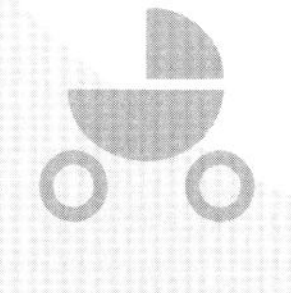

Q: 孩子最近长得慢，这正常吗？

正常儿童出生第 1 年生长最快，会增长 25 ～ 27 cm；第 2 年增长 10 ～ 12 cm；2 岁到青春期前，年增长为 5 ～ 8 cm。一般女孩 10 岁，男孩 12 岁进入青春期快速生长期，整个青春期女孩平均长高 25 cm，男孩 28 cm。如果 5 岁以上的孩子每年生长速度低于 5 cm，进入青春期的孩子每年低于 6 ～ 7 cm，则提示生长速度低，需要进一步去医院检查，否则跟同龄孩子的身高差距会越来越大，甚至可能为矮小症。

Q: 什么是矮小症？孩子个子小会不会就是矮小症？

通常矮小症是指儿童的身高小于同种族、同年龄、同性别儿童平均身高 2 个标准差（2 SD），或者身高在第 3 百分位之下，处于第 3 至第 25 百分位为偏矮；第 25 至第 75 百分位为正常范围；75 百分位以上属于偏高。对照儿童身高发育标准表，当您的孩子身高小于平均身高 2 个标准差（2 SD）或位于同年龄对应的身高第 3 百分位以下，就要进一步去医院就诊。

Q: 孩子身材矮小，是否意味着患病？

不一定，许多身材矮小的孩子并未患病。孩子身材矮小有以下两种常见原因：①父母一方或双方身材矮小，亦称家族性身材矮小，孩子有可能也会身材矮小；②孩子长得晚，比正常情况生长缓慢，称为“生长延迟”。这些孩子快速生长期出现晚，也常晚于其他孩子进入青春期，但在成年时会长到正常身高（体质性生长或青春期延迟）。这两种情况都是正常的身材矮小，并且 2

岁内的身材矮小，大多数是上面两种原因造成的。部分身材矮小的儿童确实患有疾病，其中包括营养不良、自身慢性疾病、生长激素缺乏症、先天性问题、基因异常等疾病，需要进一步去医院排查。

Q: 生长激素什么时候用合适呢?

经过医院检查，明确孩子身材矮小是生长激素缺乏导致的，就推荐使用注射生长激素。这没有明确的年龄限制，使用越早，效果越好。生长激素用晚了可能会没有作用，主要因为该激素是通过刺激骨骺软骨生长来促进身高生长的。如果孩子骨骺线开始闭合了，那再使用生长激素就没用了。孩子到青春期时，骨骺端开始部分闭合，单用生长激素的效果就不好，所以在青春期前进行治疗效果比较好。

Q: 什么是正常的青春发育?

青春期开始的年龄取决于下丘脑 – 垂体 – 性腺轴功能启动的迟早。青春期性发育遵循一定的规律。

女孩青春期发育顺序为乳房发育，阴毛、外生殖器的改变，月经来潮，腋毛生长，整个过程需 1.5 ～ 6 年，平均为 4 年。在乳房开始发育 1 年后，身高会急骤增长。

男孩性发育则首先表现为睾丸容积增大（睾丸容积超过 3 ～ 4 mL 时即标志着青春期开始，达到 6 mL 以上时即可有遗精现象），继之阴茎增长、增粗，阴毛、腋毛生长及声音低沉、胡须等成年男性体态特征，整个过程需 5 年以上。

阴毛生长在青春中期开始出现，女孩阴毛呈较大的倒三角形，男孩的阴毛向下腹部发展成为菱形。性发育后出现身高的生长增速，每年为 8 ～ 12 cm，经过约 2 年，同时骨骺成熟亦增速。至 12 ～ 13 岁，女孩月经来潮；12 ～ 16 岁男孩开始有遗精。女孩在 14 ～ 16 岁、男孩在 16 ～ 18 岁骨骺完全闭合，身高基本上达到成年高度。

一般女孩在 11 ～ 14 岁，男孩在 13 ～ 16 岁完成性发育，但性发育开始的正常年龄和发育完成的时间个体差异较大。

Q: 如何判断孩子是性早熟?

孩子性发育时体内会释放性激素，刺激身体第二性征出现。如果发现女孩在 8 岁前出现乳房隆起、乳头突出或者乳房有触痛，阴部出现阴毛；男孩在 9 岁之前出现睾丸增大、阴茎变长，孩子则可能是性早熟，需要进一步去医院检查。

Q: 性早熟的病因有哪些?

性早熟分为促性腺激素依赖性性早熟（又称中枢性性早熟或真性性早熟）和非促性腺激素依赖性性早熟（又称外周性性早熟或假性性早熟）。

真性性早熟是同性的，是由于下丘脑 – 垂体 – 性腺轴的激活，出现特异性的性征，其发生的顺序与正常青春发育一致，由促性腺激素介导使性腺增大和活性增强。

假性性早熟无下丘脑 – 垂体 – 性腺轴激活，性征的出现可以是同性的或异性的，不同的原因出现的症状先后不同。如果是同性的假性性早熟，当骨龄达青春发育年龄（10.5～12.9岁）时可以引起真性性发育。

不完全性性早熟（或部分性、变异性青春发育）为性早熟的变异，包括单纯性乳房早发育、单纯性阴毛早现和单纯性早初潮等。

Q: 性早熟对孩子有哪些危害?

（1）身体方面：影响成年身高。大部分中枢性性早熟儿童骨骼生长提前加速，导致骨龄超前，也就是骨龄比实际年龄大，使得骨骺提前闭合，导致成年最终身高偏低。这可能提示有其他疾病，有少部分孩子的性早熟是由某些疾病引起的，而提早出现的第二性征是这些疾病的临床表现之一。临床上比较常见的引起性早熟的疾病有颅内肿瘤、性腺肿瘤、肾上腺肿瘤、甲状腺功能低下及先天性肾上腺皮质增生症等。这些疾病均需要到医院进行详细检查才能明确诊断。

（2）心理方面：性早熟的孩子容易因为身体变化，如乳房发育、月经、痤疮、喉结、变声等和同龄小伙伴不同，而产生自卑、恐惧不安、焦虑烦躁等情绪。

Q: 如何判断孩子是否肥胖?

儿童肥胖是因为长期能量摄入过多超过人体的消耗，使得体内脂肪堆积，体重超过正常范围的营养障碍性疾病。当孩子体重超过同性别、同身高参照人群均值10%～19%者为超重；超过20%及以上者为肥胖；超过20%～29%者为轻度肥胖，超过20%～49%者为中度肥胖，超过50%者为重度肥胖。

Q: 儿童肥胖有哪些危害？

儿童期是身心发育的关键时期。儿童期肥胖造成的危害不是仅仅局限于当下儿童时期，远期危害更大，会大大增加成年期心脑血管疾病的风险。儿童肥胖可出现打鼾、睡眠呼吸暂停综合征；年龄稍大的可能出现高血压、高血脂、脂肪肝、高尿酸血症；肥胖可引起胰岛素抵抗，严重者可有 2 型糖尿病，还可能增加青春期早发育、青春期发育快进展（之后生长迟缓）、最终身高受损等生长发育异常风险，以及睡眠紊乱、认知功能受损、自卑、抑郁、焦虑等相关心理行为疾病风险，还与高血压、糖尿病、冠心病、脑卒中等众多成年期心脑血管代谢慢病密切相关，甚至增加癌症的发病风险，增加家庭及社会的经济负担。儿童期超重、肥胖如未得到有效干预，约 80% 将持续至成年期。

Q: 如何防控孩子肥胖？

（1）饮食管理：给予低脂肪、低糖、高蛋白饮食；多吃蔬菜、水果，控制主食摄入；养成良好饮食习惯，多喝水、少食多餐、避免暴饮暴食、细嚼慢咽。

（2）运动管理：增加体育锻炼，多进行有氧运动及户外活动。肥胖是由基因和环境等多因素导致的慢性疾病，在当今高度致肥胖环境下，医疗干预的有效性和持续性非常有限。需多方联合才能使肥胖儿童科学有效地减脂、增肌、健骨，并改善体质和优化代谢，促进一生健康。

Q: 什么是尿崩症?

尿崩症是由于患儿完全或部分丧失尿液浓缩功能所致的，以多饮、多尿和排出稀释性尿为特点的临床综合征。其原因与血管加压素的神经元的完整性以及血管加压素的合成、结构、转运、分泌、功能的异常有关。对于有多饮多尿症状的患儿，起夜排尿时是否饮水在病史中很重要，每日排尿＞ 2 L/m^2 为病理现象。

尿崩症分为中枢性尿崩症和肾性尿崩症。中枢性尿崩症（下丘脑性尿崩症，神经源性尿崩症）是由血管加压素分泌或释放不足引起。先天性的下丘脑或（和）垂体神经发育的异常或自身免疫性破坏，血管加压素基因结构或其转运中代谢缺陷等遗传原因，颅内创伤、感染、肿瘤、细胞浸润等损坏下丘脑、垂体或垂体柄和神经垂体，均可引起中枢性尿崩症。未能发现病因的称为特发性中枢性尿崩症。肾性尿崩症是由血管加压素抵抗引起。

Q: 宝宝出生后低血糖怎么办?

刚出生的宝宝因为糖原贮备不足，或者过分强调母乳喂养后没有适时给予宝宝早期喂养，可导致宝宝摄入不足而发生低血糖症。低血糖对宝宝的危害比较严重，尤其可能损害神经系统，造成脑损伤。因此，出生后的宝宝需要监测血糖，尤其是早产的宝宝和糖尿病母亲生的宝宝。血糖值低于 2.2 mmol/L 可诊断为低血糖症，低于 2.6 mmol/L 临床上就需要处理，可以给予口服葡萄糖或者静脉注射葡萄糖予以纠正。因此，宝宝出生后建议尽早开奶，避免低血糖的发生。

Q: 刚出生的宝宝为什么容易发生低血糖?

（1）糖原和脂肪贮存不足：胎儿肝糖原贮备主要发生在出生前4～8周，胎儿棕色脂肪的分化从胎龄26～30周开始，延续至生后2～3周。早产儿和小于胎龄儿能量贮存少，生后代谢所需能量又相对高，易发生低血糖症。

（2）耗糖过多：严重疾病如新生儿窒息、新生儿呼吸窘迫综合征、硬肿症和败血症等易发生低血糖。这些情况下常伴有代谢率增加、缺氧、低体温和摄入减少。

（3）高胰岛素血症：暂时性高胰岛素血症常见于糖尿病母亲的婴儿，这些婴儿有丰富的糖原和脂肪贮备，母孕期血糖高，胎儿血糖随之升高，胰岛细胞代偿性增生产生胰岛素，出生后来自母亲的葡萄糖中断，可致低血糖。严重溶血病的胎儿由于胎儿胰岛素细胞代偿性增生，也常发生高胰岛素血症。

Q: 宝宝低血糖为什么会造成脑损伤?

和氧一样，葡萄糖为脑代谢所必需的物质之一。虽然人类高度进化，但大脑对葡萄糖和氧却高度依赖：大脑几乎不能利用其他底物供能，且没有糖和氧的储备，因而非常容易受到葡萄糖和氧代谢紊乱的影响。尤其是早发育关键期内的新生儿和早产儿大脑对葡萄糖和氧的异常波动更加敏感（易损）且具有双重易损的特点（低血糖、高血糖和低氧、高氧同样易损）。

由于新生儿脑的氧耗相对较低，特别是脑白质区域，脑的葡萄糖供给甚至比氧供给更为重要。脑的葡萄糖主要来源于血供，因此，当血糖降低时可以引起严重的脑损伤。来自动物（包括灵长类）的实验研究及人类新生儿神经病理学和神经影像学的研究均显示，严重的、持续的新生儿低血糖既可损伤大脑皮质的神经元，也可损伤皮质下白质的胶质细胞，特别是后部的顶－枕部区域；尽管偶尔也可损害到丘脑和基底节，但与缺氧缺血性脑损伤中所见的选择性边缘带或矢状旁区的损害明显不同。常见的神经学后遗症包括脑瘫、智力低下、视觉障碍、惊厥和小头。

Q: 孩子为什么会得糖尿病?

糖尿病是严重威胁儿童、青少年健康的一种慢性全身性疾病，是以高血糖为特征的一种代谢异常的遗传异质性疾病。儿童时期糖尿病绝大多数是 1 型糖尿病，但近年来儿童、青少年 2 型糖尿病的发病随着儿童肥胖的快速增加呈现相一致的上升趋势。1 型糖尿病是因为胰岛 B 细胞数量显著减少和消失所导致的胰岛素分泌显著下降或缺失。目前考虑遗传易感、环境诱发、胰岛自身免疫激活、胰岛功能损伤、临床糖尿病和胰岛功能衰竭致胰岛素依赖，是 1 型糖尿病自然病程进展的 6 个阶段。2 型糖尿病的病因和成人糖尿病相同，主要是肥胖和遗传因素。

Q: 哪些表现可能提示孩子患有糖尿病?

同成人的糖尿病一样，孩子的糖尿病表现为多尿、多饮、易饿多食和体重减轻，称为“三多一少”。但是婴幼儿多饮多尿常不易被发觉而很快会发展为脱水及酮症酸中毒。学龄儿童可发生夜间遗尿；多食并非糖尿病患儿必有的症状，部分患儿可能食欲正常或减低；但体重减轻很快，消瘦、乏力及精神萎靡。糖尿病患儿突然发生恶心、呕吐、厌食或腹痛、腿痛等症状，需考虑糖尿病酮症酸中毒的可能，应尽早诊断。各种感染发热、咳嗽、阴道瘙痒或结核病等可与糖尿病共存。

糖尿病酮症酸中毒时可出现不规则的深长呼吸，散发出酮味，严重时伴有神志的改变。病程长且病情控制不良者可有发育落后、身材矮小、肝大和智能落后等，称为糖尿病侏儒。糖尿病酮症酸中毒晚期可有白内障、视力障碍及视网膜病变，甚至导致失明；还可发生蛋白尿、高血压、糖尿病肾病。

Q: 宝宝出生后为什么要采足跟血?

新生儿足跟血筛查是指在婴儿出生 72 小时后采集足跟血进行的检查。它主要针对发病率较高，早期无明显症状但有实验室阳性指标，能够确诊并且可以治疗的遗传代谢性疾病。众所周知，遗传代谢病可严重影响儿童健康，使儿童和家庭终身受累，也给社会带来沉重负担。随着科学技术的发展，可以通过新生儿足跟血筛查相关指标，做到早发现、早诊断、早治疗，避免悲剧的发生。

该检查最常筛查的 3 种疾病是先天性甲状腺功能低下症、苯丙酮尿症和先天性肾上腺皮质增生症。随着经济和医疗技术的发展，部分地区已经增扩至 12 种疾病的筛查。除上述 3 种疾病外，还有枫糖尿病、甲基丙二酸血症、丙酸血症、异戊酸血症、戊二酸血症Ⅰ型、3- 甲基巴豆酰辅酶 A 羧化酶缺乏症、原发性肉碱缺乏症、中链酰基辅酶 A 脱氢酶缺乏症和极长链酰基辅酶 A 脱氢酶缺乏症。将来随着技术的发展，足跟血筛查有望早期筛查更多种疾病。

Q: 甲状腺激素的作用有哪些?

（1）甲状腺激素影响生长发育和智能发育。甲状腺激素通过对蛋白质的合成作用能促进生长，且对组织的分化、发育、成熟具有重要作用。它与生长激素在促进生长发育方面具有协同作用。胎儿脑细胞 DNA 含量及细胞数目在妊娠末 3 个月增长最快，出生后仍继续增长，至 5 岁时接近成人水平。在脑细胞增殖时期，甲状腺激素必不可少，尤其是妊娠后半期与生后半年期间更为重要。甲状腺功能减退发病越早，脑损伤越重，且常不可逆；如发生较晚，智力缺损尚有可能改善，这可能与脑中某些酶的生成受阻有关。后天缺乏甲状腺激素后，虽然神经系统发育正常，智力如常，但记忆力减退，思维能力和反应性均迟钝。甲状腺激素过多可使动物大脑皮层的兴奋性升高，甲状腺功能亢进患者大多易激动，过度兴奋，甚至可有精神失常、延髓麻痹。

（2）甲状腺激素对其他系统的影响：甲状腺激素对维持正常心血管功能十分重要。目前已证实心肌细胞膜上有甲状腺激素受体，甲状腺激素与受体结合后可增强心肌细胞的功能；可增强肾上腺素能受体对儿茶酚胺的敏感性；可使儿茶酚胺在心脏中的分解降低，加强其对心脏的作用。对于消化系统，甲状腺激素分泌增多时，食欲亢进，肠蠕动增加，大便次数多，但大便性质可以正常；甲状腺激素减少时常伴有食欲缺乏、便秘。过多的甲状腺激素对肝脏有直接毒性作用。

Q: 宝宝足跟血筛检出可能有甲状腺功能减退，怎么办?

国际上通常采用的筛查指标是足根血 TSH（滤纸干血斑标本）。采集标本 TSH 大于 10 ～ 20 mU/L 即为筛查阳性，国家先天性疾病筛查中心就会给患儿家长打电话通知，如果不打电话就为阴性。如果足跟血筛查阳性，需要家长带患儿立即前往医院进行血清甲状腺功能的指标检查，之后医师根据血清甲状腺功能指标进一步确诊是否为先天性甲状腺功能减退症。

在导致儿童智障的病因中，先天性甲状腺功能减退症占 80%。如果早期发现、早期诊断、早期治疗，患儿会和正常儿童一样生长发育，对智力和身高影响不大，治疗的方法是给予药物，补充体内无法正常生成的甲状腺素，需每日用药，但要严格遵医嘱服药，过多或过少服药都会对孩子身体有影响，并定期化验激素水平。部分患儿在长大后先天性甲状腺功能减退会消失，但部分患儿需要终身服药。如果发现不及时或者不能有效治疗，就会影响孩子身高和智力的发育，造成呆小症（又叫克汀病）等，给家庭和社会带来沉重的负担。

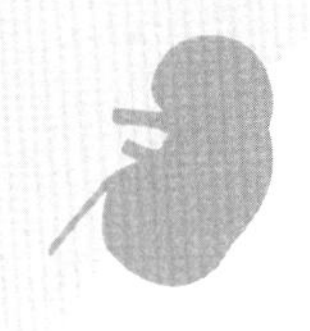

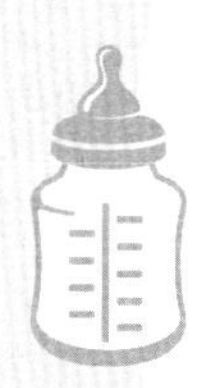

第四章

消化系统常见病症与营养

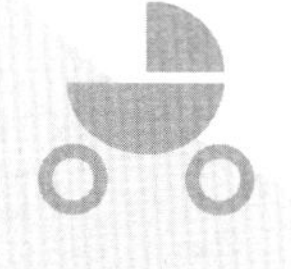

Q: 为什么支持母乳喂养?

首先，母乳中含有最适合婴儿生长发育的各种营养素，且母乳中的各种成分会随着宝宝的生长发育而不断地发生变化，以适应小宝宝不同阶段的不同营养需求，它最适合宝宝胃肠道功能的消化和吸收。母乳里的蛋白质以乳清蛋白为主，这种蛋白在宝宝胃里形成的蛋白凝块比较细小柔软，更利于宝宝的消化吸收。另外，母乳还含有一些脂酶和蛋白水解酶，有利于脂肪和蛋白质的吸收。母乳里的碳水化合物主要是乳糖，能促进双歧杆菌、乳杆菌这些益生菌的生长，有利于宝宝体内正常菌群的建立。

其次，母乳中含有丰富的抗体、活性细胞和其他免疫活性物质，可以增强小宝宝的抵抗力。例如，在初乳（哺乳最初期宝宝刚刚降生后妈妈分泌的乳汁）中，脂肪含量低，蛋白含量高，主要富含一些免疫球蛋白和乳铁蛋白，同时含有一些补体成分，并含有初乳小球，其中富含巨噬细胞和其他免疫活性细胞，对新生儿的生长发育和抗感染能力的形成非常重要。所以，让宝宝吃到初乳，对宝宝之后正常免疫力形成是非常重要的。

另外，进行母乳喂养可以增进妈妈和宝宝之间的感情。妈妈在哺乳过程中和宝宝密切接触，通过眼神接触、爱抚、微笑等和宝宝进行感情交流，会对宝宝早期智力开发和今后身心健康发展有重要意义。

Q: 母乳喂养是要按时喂吗?

这个其实属于母乳喂养的常见误区之一。有的妈妈要培养宝宝的良好习惯，要按时吃奶、按时睡觉，于是，设好闹钟，按时把宝宝叫起来喂奶，这其实是不太合适的。对于奶粉喂养宝宝来说，可以定时喂养，因为用奶瓶进行奶粉喂养容易造成过度喂养，定时喂养可以避免过度喂养发生。

但母乳喂养宝宝不存在这个问题，尤其是对于小婴儿来说，宝宝出生后前 3 个月，由于宝宝胃容量没有那么大，又处于相对生长速度快的状态，对热量需求相对大一些，所以，少吃多餐是正常状态，按需喂养是对的。宝宝哭着要吃，就可以给，不必一定要间隔多长时间，但按需喂养也是有要求的，哺乳至少要间隔 2 小时以上，给宝宝一个消化吸收的时间，避免加重胃肠道的负担。

Q: 对吃母乳的宝宝，如何判断宝宝是否吃饱了?

判断宝宝是否吃饱很重要，因为要想实现母乳喂养，首先要知道母乳是不是够吃，是不是能满足宝宝生长发育的需求。如果母乳不够吃，就应该混合喂养。如何判断宝宝是否吃饱了呢？这个问题是最折磨妈妈的了。

宝宝吃母乳，妈妈看不到宝宝吃了多少，宝宝到底能不能吃饱呢？

吃完母乳以后，小宝宝还睡不踏实，一会儿一哭，宝宝的小嘴还会一动一动的，这个到底是不是没吃饱呢？要不要给宝宝加上奶粉让宝宝吃饱呢？

更让妈妈们绝望的是，吃完母乳再喂奶粉，宝宝竟然还能咕咚咕咚喝下去，那刚刚一定是没吃饱吧。这个误区误导了很多妈妈。

其实，小宝宝即使吃饱了母乳，若将奶瓶塞到嘴里，因为有婴儿反射（吸吮和吞咽反射是生理性反射），也会再吃一些进去，造成过度喂养。而吃进去大量的奶，一方面，可能造成宝宝消化不良，消化负担太重；另一方面，会让宝宝沉迷于吃奶瓶，因为奶瓶吃起来比较容易。因此，宝宝可能会抗拒吃母乳，而这样会让母乳越来越少，产生恶性循环。

如何判断宝宝吃饱的信号?

第一个方法是看尿量和尿色。小宝宝一天尿满 6 个以上尿不湿，而且尿色不黄，就说明奶量是够吃的。一个尿不湿，要求至少 2 ～ 3 次的尿，看显色条，至少 2/3 显色，就可以了。

第二个方法是看宝宝反应。宝宝吃完一顿奶能睡 2 小时以上，至少坚持 2 小时不饿，说明奶量是够的。

第三个方法是长期的办法，就是检测宝宝体重变化。若奶量够，宝宝体重增长是满意的：前半年，平均每个月长 750 g，后半年，应该一个月长 250 g 左右，就可以了。

Q: 母乳喂养要不要喂水?

母乳喂养是不需要额外喂水的，因为母乳 90% 以上是水分，宝宝在正常情况下不需要额外喂水。那么什么情况下需要喂水?

宝宝需要水分增加的情况：①发热、咳嗽、腹泻等失水增加的情况；②空气比较干燥，宝宝尿黄、尿少，在满足奶量的基础上，可以在两顿奶之间喂点水。

注意水分不要侵占奶量，另外，如果是以清洁口腔为目的，喂完奶后喂一两口水清洁一下也是可以的。

Q: 哺乳期妈妈生病怎么办，还能继续喂奶吗?

这个就要对具体情况进行具体分析了。如果妈妈只是单纯的感冒，是不影响喂奶的。喂奶前注意洗手，有条件者最好换干净的衣服，戴好口罩，减少妈妈和宝宝呼吸道交叉感染的机会。平时照顾宝宝时，也要注意做好防护，避免传染宝宝。需要强调的一点是，妈妈感冒时传染宝宝的传播途径是呼吸道，而不是通过乳汁，不用因为感冒了就不给宝宝吃奶了。

如果妈妈有其他的疾病，如免疫系统疾病等，需要长期用药，是否能哺乳就要看妈妈具体用了什么药。几乎所有的药品说明书上都会有哺乳期用药指导：如果明确哺乳期禁用，就不能再哺乳了；如果是哺乳期慎用的，要和开药医生一起权衡下再决定是否哺乳。

Q: 混合喂养的正确方式，先吃母乳还是奶粉?

这个问题也是容易让家长困惑的常见问题。混合喂养到底是怎么喂呢？是一顿母乳一顿奶粉，还是先喝母乳再喝奶粉？还是反过来？其实，科学的混合喂养主要有两种方式。

一种是一次母乳，一次奶粉，两种交替来，根据母乳的量来决定奶粉的量。若母乳多一些，可以两次母乳，一次奶粉等，这种通常适用于妈妈不在宝宝的身边，完全用奶瓶喂的时候。

还有一种常用的方式，即在单次喂养过程中，让宝宝先吃母乳，如果母乳不够吃，就再补一点奶粉。如果妈妈能在宝宝身边亲喂，我们是推荐这种方式的，因为能让宝宝保持足够的吸吮刺激，也能促进母乳分泌。

Q: 混合喂养要不要喂水?

母乳喂养是不需要额外喂水的。因为母乳 90% 以上是水分，宝宝不需要额外喂水。那么，混合喂养需不需要喂水呢？其实，如果是严格按照配方冲的配方奶粉，也是不需要额外喂水的，按照说明调配好的配方奶的水分已经可以满足宝宝的需求。

宝宝需要喂水的情况：发热、咳嗽喘息、腹泻等失水增加的情况；空气比较干燥，宝宝尿黄、尿少，在满足奶量的基础上，可以在两顿奶之间喂点水。注意水分不要侵占奶量。如果是以清洁口腔为目的，喂完奶后喂一两口水清洁一下也是可以的。

Q: 能不能用母乳冲奶粉来喂宝宝?

有的家长会觉得，用母乳来冲奶粉是不是更有营养一些，能不能把奶粉掺到母乳里再喂给宝宝呢？这个看似很有营养，但其实不建议，为什么呢？恰恰是因为能量太高了，宝宝消化和吸收能力有限，不能承受太浓的（或者渗透压太高的）食物，否则会造成宝宝腹泻、消化不良。

另外，有的家长觉得宝宝吃奶粉，想让宝宝多吃一点，也想把奶冲浓一点，本来说明是 30 mL 水冲一勺奶粉，家长要放一勺半。原理也是一样，看似宝宝吃得多了，其实不利于宝宝的消化吸收，反而加重宝宝消化道的负担，故也是不推荐的。

Q: 宝宝不肯接受奶瓶怎么办?

如果宝宝不爱吃奶瓶，这里有两种可能：不喜欢奶瓶的口感，或者不喜欢奶粉的味道。这个怎么区分呢？可以试着把母乳挤出来用瓶喂，看看宝宝吃不吃。如果宝宝吃，就是不喜欢奶粉的味道，如果不吃，就是不喜欢奶嘴的口感。

如果是宝宝不喜欢奶瓶奶嘴的口感，或者流量大小不合适，让宝宝不舒服了，可以给宝宝多试几种奶嘴的口感，或者调整一下奶嘴的大小，让宝宝舒服一点。

如果宝宝不喜欢奶粉的味道，就需要多尝试几种奶粉的口味，慢慢适应，或者将母乳吸出来用瓶喂，先让宝宝适应奶瓶，再慢慢更换为奶粉，慢慢让宝宝适应味道。

Q: 宝宝吃惯了奶瓶，不吃母乳了怎么办？

这种情况确实是有的，为什么呢？因为吃母乳比吃奶瓶要费力一些，宝宝需要使劲儿吸才能吸出足够的母乳，而奶瓶就不存在这种问题，对奶瓶轻轻一吸，就能一大口，宝宝比较省力。这种情况的解决方法：首选方法是可以调整一下喂奶的形式，最好在宝宝饿的时候，先喂妈妈的奶，饥饿会让宝宝不挑，只要能吃到，宝宝就很高兴了；另外，奶瓶、奶嘴的选择也是有窍门的，尽量选择接近母乳口感的奶嘴，奶流量尽量不要太大，让宝宝吸吮时更接近母乳的感觉。

宝宝不爱吃母乳可能有一些其他原因，比如妈妈饮食的改变造成母乳口味改变，或者妈妈来月经造成母乳味道变化，等等。所以宝宝如果不爱吃母乳了，要多方面找找原因。

Q: 宝宝为什么要添加辅食？

虽然叫辅食，但辅食其实并不是起到辅助作用，而是宝宝能量和营养物质的重要来源。添加辅食具有两方面的作用。

一是添加的营养素可弥补单纯奶制品的不足，促进孩子健康生长。随着宝宝逐渐长大，体内各种营养素需求会越来越多，而奶逐渐不能满足宝宝的需求了。比如铁元素，宝宝体内铁储备在4～6个月时就逐渐不够了，如果不及时增加辅食，有可能造成宝宝缺铁性贫血。

二是训练孩子胃肠道功能、咀嚼功能等。随着宝宝逐渐长大，不能只提供流食了，需要提供一些半固体和固体食物，让宝宝练习咀嚼、吞咽，促进牙齿萌出和胃肠道功能发育。

Q：宝宝几个月添加辅食合适？过晚或过早会有什么后果？

一般是在宝宝4～6个月加辅食。现在最新的辅食添加指南建议是在6个月左右开始添加。在6个月之前，母乳和配方奶粉完全可以满足宝宝所有的营养需求；但是在6个月以后，宝宝对营养的需求量增加，尤其是对铁的需求，就要通过辅食来满足了。

如果添加辅食过晚，宝宝不仅可能出现营养不良，尤其是可能出现缺铁性贫血，还有可能出现厌食、偏食等喂养困难。如果添加辅食过早，可能会出现过敏、胃肠道不耐受的情况。另外，小宝宝还没有吞咽固体食物的能力，会有一个保护性反射，吐出食物，过早添加辅食可能会让宝宝呛到。

照护者可以观察宝宝是不是对食物开始感兴趣了，是不是目不转睛地盯着家人吃饭，挺舌反应是不是消失了，有没有抓拿食物送进嘴里的意识等。如果有，就说明可以考虑开始加辅食了。

另外，加辅食还需要在宝宝能够支撑着坐起来的情况下，在能够控制自己的头颈部活动的情况下。

Q: 宝宝的第一口辅食加什么好？

有些家长喜欢给宝宝的第一口辅食加蛋黄，认为蛋黄含有铁，可以补铁，而且蛋黄营养丰富。其实这个思路方向是对的，小宝宝这个阶段确实应该加含铁辅食，但我们不建议第一种辅食加蛋黄。因靠蛋黄补铁的量是非常非常少的，还会有过敏和消化不良的风险。

另外，加辅食之初也不建议加菜泥、菜水和米汤，宝宝的第一口辅食，我们建议是加米粉，这种米粉也不建议加自己做的。因为自己单纯把米磨成粉，没有经过铁强化，不能达到补铁的目的。

建议给宝宝加市面上能买到的经过铁强化的婴儿米粉，这种是含铁量丰富且过敏风险相对低的米粉，对小宝宝比较合适。

Q: 给宝宝正确添加辅食的流程是什么？

给宝宝加辅食的大原则是由少到多，由稀到稠，由细到粗，由一种到多种，生病时暂缓加辅食。

从单一成分的食物开始加，一种一种地少量加，比如从半勺开始逐渐加量，一种适应了，再加另一种。

质地一开始也不要太稠了，要由稀到稠，一开始质地可以略稀一点，慢慢增加稠度。注意要用勺子喂，不要用奶瓶冲米粉，以增强宝宝的口腔吞咽能力，训练宝宝咀嚼吞咽半固体食物的能力。

宝宝辅食的质地一开始是泥糊状、细腻单一成分的，之后可以吃粗一点的泥状食物，再往后宝宝会嚼了，逐渐增加固体食物，比如混合有泥的小块状食物（面条等）。

在种类上，先成功添加米粉，之后就可以加菜泥和果泥了。建议先加菜泥再加果泥，因为宝宝味觉比较敏感，果泥比较甜，如果先吃了果泥，宝宝就会不喜欢菜泥的味道了。等宝宝 7 ～ 8 个月龄后，可以慢慢尝试蛋黄和肉泥，鱼泥可以再晚一些，避免过敏。可以单独吃果泥，菜泥和其他有味道的泥可以混在米粉里吃。

宝宝生病时，由于消化功能会受到一定影响，就建议暂时不要加新的辅食了。

Q: 宝宝的辅食能不能加盐?

经常有家长说，吃盐是长力气的，宝宝不吃盐会没有力气，而且辅食不加盐没有味道，宝宝不爱吃，要给宝宝加盐，还喜欢给宝宝用筷子蘸菜汤尝一尝味道，这样的家长并不在少数。这个对不对呢？其实是不对的。宝宝在一岁以内，完全可以通过奶和辅食获取足够的盐分，不需要额外加盐。宝宝的肾脏还未发育完全，如果摄入的盐过量了，很容易加重肾脏负担，而且过多的食盐会给身体带来过多的钠，从而促进钾从尿中排出，宝宝就会容易出现倦怠、嗜睡的情况。一岁以后能不能吃盐呢？可以少量加盐，但不能和大人口味一样，要少盐。

不加盐宝宝不爱吃怎么办？有的家长说，不吃盐没有味道，宝宝不爱吃。其实宝宝味蕾是相对比较敏感的，若食物的原味就很好吃了，不需要多加盐来刺激，那些水煮而不加调味品的原味食物，以及大人吃着没味道的东西，其实他们是可以吃得津津有味的。而不断地用调味品去刺激宝宝的味蕾，反而会造成宝宝味蕾的敏感度下降。过早开始依赖调味品的刺激去领略食物的味道，反而会让宝宝失去更多品味食物本身鲜味的能力。

Q: 加辅食期间宝宝抗拒，用舌头把勺子顶出来怎么办?

添辅食阶段，有的时候，宝宝会用舌头把勺子顶出来，这个是不是代表宝宝不爱吃呢？其实不是，这个是宝宝正常的反应，新添加的食物，需要反复尝试让宝宝适应，某些食物需要试 8 ～ 10 次后才会慢慢接受。所以，不能认为宝宝不爱吃这种食物就不给了，而是要慢慢尝试，鼓励宝宝接受。只有让宝宝多尝试接受各种食物，宝宝的营养才足够全面，宝宝才得以健康成长。

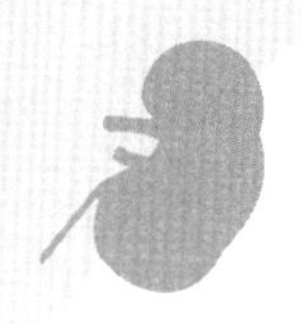

第五章

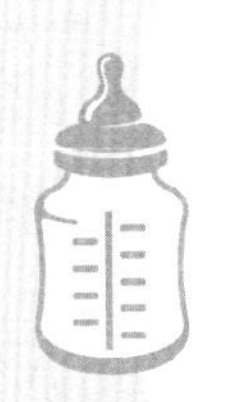

呼吸系统常见病症

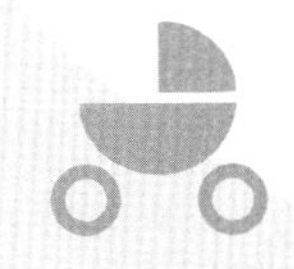

Q: 宝宝咳嗽一定是呼吸系统有问题吗？

宝宝咳嗽不一定是呼吸系统有问题。咳嗽是一种机体反射机制，是机体清除呼吸道病原体和有害物质的一种自我保护措施。咳嗽属于呼吸系统疾病的症状之一，如呼吸道感染、咳嗽变异性哮喘等呼吸道疾病均有咳嗽的表现。但是其他系统的一些疾病也可以导致咳嗽。

心血管系统疾病（肺动脉高压、心包疾病）、中枢神经系统疾病（脑炎、脑膜炎）等。出现这些疾病时，从大脑皮质发出冲动，传至延髓咳嗽中枢，也可引起咳嗽。

消化系统疾病：如胃食管反流性疾病，反流物刺激咽喉部会引起咳嗽。

耳鼻喉疾病：如外耳道异物，由于反射的作用，也可引起咳嗽。

心理性疾病：如儿童严重心理问题也可出现咳嗽症状。

Q: 宝宝咳嗽要不要马上加止咳药？

宝宝咳嗽不建议马上加止咳药。咳嗽其实是机体自我保护的方式，可以排出呼吸道分泌物，促进身体的自我恢复。宝宝在感冒的时候经常会有咳嗽，这是因为感冒期间呼吸道分泌物增加及鼻涕倒流，会刺激人体产生正常的咳嗽反射。这属于正常的生理保护反射，可以通过咳嗽将痰液排出。

部分家长随便给孩子用止咳药，特别是中枢性镇咳药，反而会使孩子的痰液不容易排出，从而阻塞气道，影响呼吸功能。所以，用药应该遵医嘱，尤其要慎用止咳药。

Q: 宝宝咳嗽要不要马上加消炎药？

宝宝咳嗽不需要马上加消炎药。消炎药属于抗生素类药物，主要适用于细菌及支原体感染等。宝宝出现咳嗽症状，首先应该查找咳嗽的原因来进行针对性治疗；如果是病毒感染引起咳嗽，病毒感染大多可以自愈，不需要特别抗病毒治疗，如果是特殊病毒（比如流感病毒），可以使用特效药物（比如奥司他韦等）；如果是过敏引起的咳嗽，需要去除过敏原并酌情使用一些抗过敏的药物来进行治疗；如果是细菌感染引起的咳嗽，才需要加用消炎药。

因此，建议家长给宝宝服用药物之前，要先带宝宝去医院做一下检查，明确具体引起咳嗽的原因，如果是细菌感染导致的咳嗽，再遵循医嘱使用消炎药，切忌盲目用药，要确保宝宝用药安全。

Q: 宝宝咳嗽，如何根据症状正确用药？

咳嗽是呼吸系统疾病最常见的症状之一，通过咳嗽产生呼气性冲击动作，能将呼吸道内的异物或分泌物排出体外。但长期剧烈咳嗽可损伤呼吸道黏膜，导致呼吸道出血。引发儿童咳嗽的原因多种多样，可根据不同的原因对症下药，从而治疗咳嗽的症状。临床常采用以下药物：抗生素，主要是针对细菌引起的呼吸道感染而服用的药物；化痰祛痰药，促进宝宝呼吸道内痰液排出，可以缓解咳嗽症状。另外，对一岁以上的宝宝，也可以考虑口服蜂蜜缓解咳嗽。

Q: 宝宝咳嗽，如何正确做雾化治疗？

雾化吸入药物治疗是儿童呼吸道感染、喘息性疾病或哮喘急性发作常用的治疗方法。雾化吸入治疗药物可以较高浓度快速、直接作用于肺部，局部药物浓度高，疗效迅速可靠。根据《儿童雾化专家共识》要求，可用于雾化吸入的药物种类有四类：β_2-受体激动剂，如沙丁胺醇溶液（或特布他林雾化混悬液）；抗胆碱药物，如溴化异丙托品雾化溶液；表面皮质激素，如布地奈德雾化混悬液；复合制剂，如复方溴化异丙托品（溴化异丙托品和沙丁胺醇）。

由于儿童对药物的代谢快于成人，年幼患儿对药物的代谢快于年长患儿，吸进肺内的药物量与年龄直接相关，年龄越小，吸入肺内的药量越少，因此，一般不需要根据体重计算吸入治疗药物的剂量。在进行雾化吸入时，通常沙丁胺醇溶液（2.5 ～ 5 mg）与布地奈德混悬液（0.5 ～ 1 mg）同时使用疗效更佳，如果病情严重可以再联合使用溴化异丙托品（250 ～ 500 μg）；可以不稀释直接雾化吸入，也可以根据情况用生理盐水 2 mL 稀释；一般每日雾化吸入 2 ～ 3 次。

雾化吸入时需要注意在配制药物或取用药物前要彻底清洗双手，雾化结束后要用清水将喷嘴、面罩和加药部分配件冲洗干净，定期用专用通针通畅喷嘴。清洗、通畅喷嘴后，可用生理盐水喷雾至少 5 分钟，将喷嘴、面罩等彻底清洗晾干。面罩要扣住口鼻，每次雾化吸入至少要 10 ～ 20 分钟。雾化结束时，别忘记给宝宝洗干净面部并漱口。

Q: 如何给宝宝拍背排痰?

家长在拍背之前，可将手掌微微弯曲，形成空心掌，沿着婴儿脊柱左右两侧的后背，由下而上有节律地轻拍，以刺激婴儿将痰液逐渐排出。可以采取坐位或者侧卧位的方式拍背排痰。

坐位排痰时家长可以用胳膊进行辅助，让婴儿上半身前倾在家长的胳膊上，然后形成空心掌的手沿着脊柱左右两侧，从腰部向头部，力度适当地拍背，有助于痰液向上气道移动，促进痰液排出。

也可以采用侧卧位排痰，让婴儿处于侧卧位，先在上面一侧的背部自下而上拍打，然后更换体位，再拍另一侧上面的背部，促进气管或者肺内的痰液逐渐向气道流动，从而刺激痰液逐渐排出。

此外，也可以将婴儿竖着抱起进行拍背。如果痰液并未被吐出，而是进入消化道，家长也无须担心，痰液在消化道也可随着大便排出体外。若婴儿痰液经过拍背排痰后仍无法排出，建议及时前往医院就诊，遵医嘱使用化痰药物，如盐酸氨溴索口服溶液等，还可以配合雾化吸入可稀释痰液、促进痰液排出的药物，如乙酰半胱氨酸。在日常生活中，保证婴儿所处的室内环境湿度适宜，保证吸入的空气处于潮湿状态，也可以起到稀释痰液的作用。

Q: 感冒是怎么回事?

感冒一般指上呼吸道感染。在上呼吸道感染的常见病原体中90%以上为病毒，主要包括流感病毒、副流感病毒、呼吸道合胞病毒、腺病毒、鼻病毒、埃可病毒、柯萨奇病毒、麻疹病毒和风疹病毒等。细菌感染可直接感染或继发于病毒感染之后，以溶血性链球菌最为多见，其次为流感嗜血杆菌、肺炎链球菌和葡萄球菌等，少见革兰氏阴性杆菌。

普通感冒以鼻咽部黏膜炎症为主要临床表现，包括咳嗽、流涕、打喷嚏、鼻塞等症状。早期症状以鼻部炎症为主，可有喷嚏、鼻塞、流清水样鼻涕症状，初期可有咽部不适或咽干（咽痒或烧灼感）；2 ～ 3 天后变为稠涕，可有咽痛或声嘶，有时由于咽鼓管炎可出现听力减退，也可出现流泪、味觉迟钝、呼吸不畅、咳嗽、少量咳痰等症状。普通感冒一般无发热及全身症状，或仅有低热。严重者除发热外，可感乏力不适、畏寒、四肢酸痛和头痛、食欲不振等全身症状。医生检查可见鼻腔黏膜充血、水肿、有分泌物，咽部轻度充血，肺部查体多无异常。

Q: 感冒一定要吃药吗？不吃药能好吗？

得了感冒不一定必须吃药。感冒就是上呼吸道感染，主要是由病毒感染所引起的。如果症状比较轻微，一般情况下并不需要吃药，通常情况下是可以自愈的，一般一周左右症状会逐渐好转，注意多喝水，多休息，避免劳累就可以。但是如果病情比较严重，合并其他并发症（如合并肺炎、脑炎、心肌炎等），是必须要用药的。另外，如果感冒的病原体为流感病毒，则需要特效抗病毒药物，比如奥司他韦。

Q: 什么情况下宝宝感冒需要用药?

感冒是一种常见的疾病，对于孩子来说，更加常见。在孩子感冒后，我们要正确处理，特别是要根据孩子的病情来对症治疗，不要出现“一旦感冒就立即吃药”的情况。宝宝感冒大部分情况下是病毒感染，此时如果感冒症状轻微是不需要吃药的。

但是，如果孩子出现发热症状，体温超过 38.5 ℃，则可以口服退热药，如布洛芬、对乙酰氨基酚等。如果咳嗽比较明显，影响到吃奶、睡觉，这个时候也可以用些止咳化痰药或雾化吸入药物稀释痰液，促进痰液排出，如盐酸氨溴索口服液等。如果宝宝感冒不是病毒而是细菌或支原体感染导致的，则需要遵医嘱口服或者静脉应用头孢类或大环内酯类抗生素，针对特定的感染病原体进行治疗。

Q: 感冒的日常护理需要注意哪些方面?

儿童感冒的日常护理需要注意以下几个方面。

（1）保证孩子拥有足够的休息时间。孩子感冒后要充分休息，这个非常重要。休息不是让孩子在家里不出去、不活动，而是要让孩子保持良好的体力。充分的午休，晚上早点睡觉，适当延长孩子的睡眠时间，避免剧烈的活动，减少哭闹的次数，这些都属于休息的范畴。

（2）补充孩子体内的液体，适当多喝水。有的孩子感冒之后会出现低热症状，这个时候要给孩子多补充液体，多喝些水或多喝些汤等。这样在孩子体温超过 38.5 ℃需要用退热药物时更容易出汗，能够退热降温。

（3）注意生活环境保持通风，室内温度、湿度要恰当。对于发热的宝宝来说，新鲜流动的空气有助于加速皮肤汗液蒸发而降低体温。但同时要注意避免将风直接对着宝宝吹，这样会导致宝宝皮肤下血管收缩，不利于散热，有可能加重病情。

（4）切勿给孩子过度保暖。如果孩子感冒出现发热，过度保暖不容易散热，会导致体温进一步升高，严重时部分孩子可能会出现高热惊厥。

（5）饮食要清淡。孩子感冒时不要给孩子吃油腻或辛辣刺激的食物，应该给其多吃些粥类流食（容易消化），多吃些新鲜果蔬（补充维生素），从而促进感冒尽快好转。

Q: 新生儿吐沫一定是肺炎吗?

新生儿吐沫不一定是肺炎。如果新生儿吐沫的同时有一些其他症状，如哭闹、躁动、鼻塞、气促或呼吸困难等，则可能提示呼吸道感染或者肺炎，需要提高警惕，及时到医院就诊。但是新生儿吐沫也可能是其他疾病表现，如给先天性食道闭锁的患儿喂奶时，奶液可从口腔或鼻中溢出，可有类似于吐沫的表现。如果孩子有吐沫表现，但是精神状态正常、食欲正常，也没有明显的呼吸困难、呼吸急促等，这种情况基本上不是肺炎。

另外，还有一部分宝宝，由于口腔唾液腺分泌相对旺盛，分泌唾液后来不及吞咽，也会有吐沫表现，这种不伴随其他症状的吐沫通常不需要担心。

Q: 宝宝患了肺炎后，在护理上应该注意什么？

如果宝宝患了肺炎，在护理上应该注意以下方面：①要经常通风换气，保持房间内空气新鲜，温度和湿度都要适宜；②对发热的宝宝给予温水擦拭等物理降温处理，对有高热惊厥病史的宝宝要及时降温，必要时使用镇静剂；③饮食方面要选择清淡易消化食物，多吃新鲜蔬菜、水果，注意营养丰富、均衡，让宝宝适当多饮水；④保持呼吸道通畅，痰液较多且黏稠时可以给予雾化吸入稀释痰液；⑤尽量保持房间内安静，让宝宝多休息，以增强免疫力。

Q: 宝宝患肺炎时吃什么比较好？

宝宝患肺炎时要避免油腻、辛辣刺激的食物，推荐的食物主要包括以下几类。①清淡、易消化的食物：如菜粥、软烂面条等，这些食物比较容易消化吸收，能够减轻肺炎患儿的胃肠道负担，同时也能为其补充能量；②富含优质蛋白质的食物：如牛奶、鸡蛋、瘦肉等，这些食物能够增加营养，有助于宝宝肺炎病情的缓解；③新鲜蔬菜：如菠菜、小青菜、油菜、胡萝卜等，这些蔬菜含有多种维生素，对提高免疫力有好处，有利于宝宝肺炎病情的好转；④新鲜水果：如梨、苹果、香蕉、橘子、橙子等，这些水果不仅富含水分，而且还有润肺、止咳的作用，对缓解宝宝肺炎有一定辅助作用。

Q: 什么季节宝宝容易患感冒？

感冒在一年四季均可发病，但在季节交替时出现较多，尤其是冬春季。

春天由于季节变换，气温经常忽冷忽热，早晚温差又很大，如果不注意添减衣物，就容易引起感冒。另外，春天湿度大，气候环境更适合细菌、病毒的生长，因此也更加容易感染。

冬天由于天气较寒冷，室内环境通风的次数会相对减少，病毒、细菌在人口密集的地方聚集，若孩子经常处于这种环境下，就容易感冒。冬季引起呼吸道感染的病毒，如流感病毒、冠状病毒等，常处于活跃状态，也会使孩子患感冒的概率增加。

另外，天气寒冷或温差变化较大，容易造成孩子气道、鼻黏膜血管收缩功能紊乱，从而导致抵抗力下降，易患感冒。

Q: 如何识别新生儿是否存在呼吸系统疾病?

所谓的呼吸系统是指人体与外界空气进行气体交换的一系列器官的总称，包括鼻、咽、喉、气管、支气管及大量的肺泡等。临床上常将鼻、咽、喉称为上呼吸道，气管以下的气体通道（包括肺内各级支气管）部分称为下呼吸道。

常见的新生儿呼吸系统疾病有新生儿呼吸窘迫综合征、新生儿羊水吸入综合征、新生儿胎粪吸入综合征、新生儿肺炎、新生儿湿肺等。当新生儿存在呼吸异常时就需要警惕是否存在上述的呼吸系统疾病了。

新生儿呼吸异常常见的临床表现有呼吸急促、呼吸缓慢、节律不整、呼吸困难、吸气相与呼气相比例失调等。新生儿呼吸急促是指呼吸频率持续超过 60 次 / 分，呼吸缓慢是指呼吸频率持续低于 20 次 / 分。

除了呼吸异常外，如果新生儿出现发热、体温不升、鼻塞、吐沫、喘鸣、食欲和精神减退，也可能是新生儿呼吸系统疾病的表现，部分呼吸系统疾病严重的新生儿可能会表现为皮肤青紫。

Q: 如何判断宝宝是否患喉炎?

宝宝喉炎早期可出现声音嘶哑、犬吠样咳嗽、喉喘鸣、鼻翼扇动、吸气性呼吸困难等表现。所谓的犬吠样咳嗽就是咳嗽时发出“空－空－空”的声音，是喉炎比较典型的症状之一。一般喉炎发生 3 ～ 4 天后，上述症状会达到高峰。喉喘鸣的声音刚开始可能是低调的，病情加重时喉喘鸣的声音就变得非常高调、尖锐，甚至呼吸声音完全停止。

喉炎早期可以是吸气性呼吸困难，等到后期可以出现呼气性呼吸困难。喉炎早期可以出现声音嘶哑，随着病变进一步加重，声音嘶哑可以发展到声音完全消失。喉炎严重的宝宝可出现面色苍白、烦躁不安、口唇及指甲发绀等表现。

除了上述症状外，宝宝还可能同时出现发热症状，但高热相对少见，大多数为轻中度发热。喉炎症状通常一周左右可以缓解。一般白天症状比较轻，入睡后因为喉部肌肉松弛，分泌物阻塞，夜间症状相对加重。

因喉炎会出现喉头水肿，所以有气道急性梗阻的风险，因此一旦发现应及时带宝宝就医。

Q: 宝宝如果患了喉炎该怎么办?

与成人相比，儿童喉炎会发展比较迅速，造成的后果也比较严重。因为宝宝的咽喉黏膜下组织比较疏松，在出现急性炎症的时候容易导致咽喉水肿，喉部水肿会导致上气道的梗阻，从而引起呼吸困难、窒息等，更严重者可能会有生命危险。患喉炎的宝宝临床上一般会有声音嘶哑、呼吸困难、犬吠样咳嗽等表现，可以通过药物治疗、饮食调理、安抚宝宝情绪等方法帮助恢复。

（1）药物治疗：喉炎一般是由细菌或病毒等病原体感染导致的，可以在医生的指导下，口服或静脉输注针对性的药物进行治疗；喉炎的症状如果较为严重，也可采用雾化吸入布地奈德等药物来减轻喉部水肿症状。不过要提醒一下，在做完雾化吸入治疗之后，应该及时洗脸，适当用温水漱口，避免药液残留引起皮肤黏膜刺激而造成损伤。

（2）饮食调理：喉炎宝宝饮食方面要注意清淡，禁辛辣刺激性食物，多喝水，保持咽喉湿润；多开窗通风，保持空气流通；增加室内空气湿度，利于呼吸。

（3）安抚情绪：另外家长们还应尽量减少宝宝哭闹，从而减少对咽喉的刺激，达到缓解症状的目的。

（4）手术治疗：若宝宝的喉炎病症比较严重，发生了严重喉梗阻，就需要使用气管切开术进行处理。

宝宝得了喉炎一定要及时就医，尽快消炎，避免喉头水肿影响宝宝呼吸。如果条件允许，最好留院观察，以免发生气道梗阻、呼吸困难。

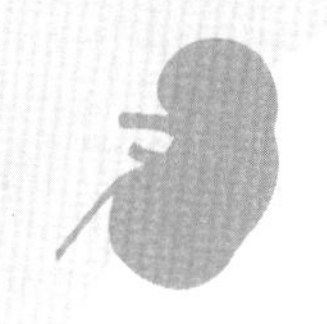

第六章

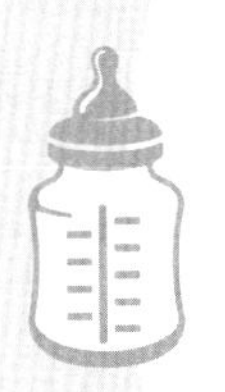

血液系统常见病症

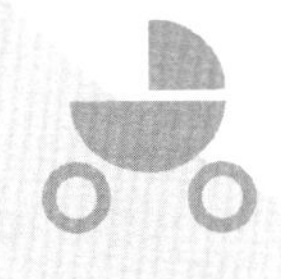

Q: 体检时血常规报告上有箭头就是有问题吗?

小儿随着年龄增长，血常规的各项参考指标均有变化。目前，国内多数综合医院均未按照年龄段制定参考区间，参考范围多为成人正常值。2021 年国家卫生健康委员会基于中国健康儿童大样本多中心研究结果，已颁布不同年龄儿童血细胞分析参考区间。因此，家长发现体检时血常规报告上有箭头莫要惊慌，可能并不是孩子真的有问题，如果孩子无明确临床症状，仅凭一次数值的轻度异常也不代表有问题，还是要结合患儿的临床症状及体格检查数据来综合判断。

Q: 贫血有什么危害？应该怎么办?

新生儿贫血的诊断标准：末梢血血红蛋白 <145 g/L、静脉血血红蛋白 <130 g/L。贫血时血液含氧量下降而呈低氧状态，可引起组织与气管缺氧而产生一系列症状。除皮肤苍白外，可能会有食欲减退、腹胀、腹泻、精神萎靡等各系统症状；长期贫血会导致体格发育迟缓、反复感染、心功能不全，甚至神经精神的变化；有些贫血患儿可能因代偿性造血增加而出现肝脾、淋巴结肿大。

贫血时必须寻找病因才能进行合理、有效的治疗。对婴幼儿来说营养性缺铁性贫血最为常见，因此在给婴儿添加辅食后要注意补充富含铁的食物。其他病因导致的贫血，如地中海贫血、遗传性球形红细胞增多症等，需结合孩子的发病年龄、病程经过、家族史及相应的辅助检查才能明确病因。

Q: 所有新生儿都需要补铁吗？

早产儿、贫血足月儿需要补铁。

由于宫内环境相对缺氧，红细胞相对增多，所以足月儿出生时血红蛋白水平较高，可达 150 ～ 220 g/L。出生后，因缺氧改善致使红细胞生成素减少、红细胞生成不足，同时因新生儿红细胞寿命短，婴儿生长发育迅速、血容量快速增加等原因，可造成生理性贫血。足月儿血红蛋白可能降至 100 ～ 110 g/L，早产儿可低至 60 ～ 80 g/L，足月儿 2 ～ 3 个月、早产儿 6 周左右血红蛋白即可降至最低点。

造血恢复时间需要 2 ～ 3 个月，造血时需要的铁在母亲孕晚期（孕 28 ～ 40 周）获得，若新生儿早产则铁原料不足。

因此，早产儿和贫血的足月儿均需补铁治疗。随着骨髓造血功能恢复，逐步利用铁，血红蛋白才能逐渐回升。

Q: 如何正确补铁？

口服补铁是最经济、方便和有效的方法，以两餐之间口服为宜，既可减少对胃黏膜的刺激，又利于吸收；同时服用维生素 C，利于铁的溶解、吸收。铁补充剂应避免与茶、咖啡及抗酸药等同服，以免影响铁的吸收。

补铁治疗 3 周血红蛋白的上升不达标，需注意寻找原因，如剂量不足、制剂不良、存在影响铁吸收的因素等；若治疗效果满意，血红蛋白恢复正常后再继续服用铁剂 6 ～ 8 周，以增加铁储存。早产儿通常需补铁至校正年龄 1 岁。

Q: 为什么会得新生儿溶血病?

新生儿溶血病是母子血型不合引起的同族免疫性溶血疾病。在已经发现的人类 26 个血型系统中，ABO 和 Rh 血型系统不合占比最高。因父亲遗传给胎儿的血型抗原母亲并不具有，该抗原通过胎盘进入母体，刺激母体产生相应的血型抗体，当该种不完全抗体 IgG 进入胎儿的血液循环后，与胎儿红细胞抗原结合，在单核－吞噬细胞系统内被破坏，从而引起溶血。

ABO 溶血病主要发生在母亲 O 型血而胎儿 A 型血或 B 型血中，半数的 ABO 溶血病发生于第一胎，但仅有 1/5 母子血型不合会发生 ABO 溶血病。Rh 溶血病最常发生在母亲 RhD 阴性、胎儿 RhD 阳性中，其中 Rh 溶血病一般不发生在第一胎。当存在 ABO 血型不符合时，Rh 血型不合的溶血不易发生。

发生溶血后，胎儿时期可通过 B 超观察到胎儿水肿，新生儿期可表现为黄疸、贫血、代偿性造血所致的肝脾肿大。在治疗方面，产前治疗主要为宫内输血，生后治疗包括光照疗法（蓝光照射）、换血疗法及大剂量丙种球蛋白的应用。

Q: 发热后白细胞减低是怎么回事?

发热后白细胞减低多见于病毒感染，这种情况下白细胞的减低多为一过性，可能伴随淋巴或单核细胞比例增高，当感染恢复后，白细胞计数及分类均可恢复正常。若持续不恢复，需进一步完善血涂片甚至骨髓穿刺等检查进一步协助明确病因。

Q: 白细胞计数增高就是细菌感染吗?

细菌感染后，多数情况下血常规会有白细胞总数增高，同时伴随中性粒细胞百分比增高，但在重症感染或非典型病原体感染的情况下也会出现白细胞减低，因此需要临床医生结合孩子的症状、体征、血涂片等辅助检查判断孩子是否为细菌感染。健康新生儿出生时白细胞计数就可能高达 20×10^9 /L，1 周后逐渐下降，但这并不代表其存在细菌感染。

Q: 新生儿出生后为何需要应用维生素 K?

维生素 K 参与多种凝血因子的合成，与凝血功能息息相关。肠道合成维生素 K 依赖于肠道正常菌群的建立，若新生儿生后延迟喂奶或使用广谱抗生素抑制肠道菌群的正常建立，会减少维生素 K 的合成；同时由于母乳中维生素 K 含量低且母体通过胎盘转运给胎儿维生素 K 的量很少，均会造成新生儿缺乏维生素 K。婴儿可能突然发生出血，从轻微的皮肤出血、脐带残端出血到脏器出血、致命性颅内出血都有发生可能。因此，为避免新生儿出血症的发生，新生儿出生后均需肌内注射维生素 K_1。

Q: 刚出生的新生儿身上有出血点怎么办?

有时我们会看到经阴道分娩的新生儿，刚出生时浑身就有很多密集的出血点，这多是由产道挤压造成的毛细血管破裂出血，若无逐渐增多趋势，可随时间逐渐缓解恢复。但需要警惕血小板减少性紫癜等其他问题，这种情况需询问母亲相关病史，并结合孩子的血小板计数等辅助检查综合判断。

Q: 总是鼻出血就是白血病吗？

鼻腔中存在一个血管丰富的区域——黎氏区，多数鼻出血均发生在这个区域。临床上，鼻出血大多是由于局部鼻黏膜干燥、鼻炎等原因导致鼻内微小血管破裂出血，若无其他部位出血、反复感染、贫血等其他表现，单纯的鼻出血表现是白血病的可能性很小，可带孩子至耳鼻喉科检查鼻腔黏膜情况，若伴有其他部位出血等表现，可进一步筛查血常规、凝血功能等。

Q: 什么情况要警惕白血病？

各类型的急性白血病临床表现基本相同。大多起病较急，早期症状有面色苍白、精神不振、乏力、食欲低下、鼻出血或齿龈出血等出血表现；反复感染、发热、贫血及脏器浸润（肝脾增大、淋巴结肿大、骨痛）等症状出现需警惕白血病的发生，还需通过血常规、外周血涂片及骨髓穿刺等进一步检查以确诊。新生儿白血病是指从出生至生后 4 周内起病的白血病，是一种少见病，在儿童白血病中占比不超过 1%，多伴有先天畸形，如 21-三体综合征、Turner 综合征等，病情发展迅速，预后差。

Q: 白血病可以预防吗？

儿童白血病的发病率为 3/10 万～4/10 万，是小概率事件，但作为我国最常见的小儿恶性肿瘤病，仍需高度警惕。白血病的发生与遗传因素有一定相关性，但目前关于白血病的病因尚未完全明了，人类并不能完全预防白血病的发生。良好的生活环境和生活方式，尽量减少生活环境中的物理、化学刺激及污染，可在一定程度上降低发生恶性肿瘤疾病的概率。

Q: 血小板增多怎么办?

血小板增多多为反应性增多，可由感染、组织损伤、慢性炎症、溶血等引起，主要是由个体的急性炎症反应造成血小板生成因子增多所致，通常无明显临床症状，随原发病的治疗好转血小板计数也会趋于正常。

而原发性血小板增多是一类原因未明的骨髓增生性疾病，于专科就诊后方可明确诊断。

Q: 血友病只传男不传女吗?

血友病是一组遗传性凝血功能障碍的出血性疾病，发病率为5/10万～10/10万，以血友病A即Ⅷ因子缺乏最为常见，为性染色体连锁的隐性遗传病。因此该病发病与性别有关，一般由女性传递、男性发病，多为男性患病，女性多为致病基因携带者。

Q: 得了血友病怎么办?

目前血友病尚无根治办法。建议患者自幼养成安静的生活习惯，以减少和避免外伤出血，尽可能避免肌内注射；如患外科疾病需进行手术治疗，应注意在术前、术中和术后输血或补充所缺乏的凝血因子。

替代治疗是目前治疗血友病最主要、最有效的方法，可以用凝血因子血浆冻干浓缩制剂或重组凝血因子制剂、冷沉淀物、凝血酶原复合物、新鲜血浆等进行输注补充，目的是将患者所缺乏的凝血因子提高到止血水平，以治疗或预防出血。

Q: 只要孩子发热就要做血常规检查吗？

在有些情况下，如患疱疹性咽峡炎、水痘等疾病时，医生根据孩子的症状和详细的体格检查结果，就可以判断孩子的疾病，并不是每次发热都要做血常规检查。另外，如果感染性疾病患儿的临床状态相对稳定，没有必要马上做血常规、C反应蛋白等检查，随着时间及疾病变化，多种因素都可能会影响血常规的各项结果，并不能单纯根据血常规中白细胞水平或者C反应蛋白水平就判断孩子到底是细菌还是病毒感染，血常规检查仅仅是一种辅助检查。

Q: 地中海贫血是什么病？

血红蛋白由血红素和珠蛋白组成。地中海贫血是由于珠蛋白基因缺陷，使血红蛋白中的珠蛋白肽链有一种或几种合成减少或不能合成，导致血红蛋白的组成成分改变而引起的贫血。组成珠蛋白的肽链有4种，故地中海贫血也有4种不同类型，不同类型的地中海贫血在胎儿和新生儿时期发病的情况差别很大。在胎儿期发病多表现为胎儿水肿，且病情较重，多数类型地中海贫血均不在新生儿期发病，多数患病儿童有阳性家族史。

Q: 母亲患有系统性红斑狼疮，新生儿应注意什么？

系统性红斑狼疮是自身免疫性疾病的一种，母体内多存在自身抗体，如抗SS-A或抗SS-B抗体，这些自身抗体都可以通过胎盘进入胎儿体内，抗体在新生儿血中可持续数周到数月才会逐渐消失。多数新生儿虽存在抗体，但无症状，少数可出现新生儿狼疮综合征，表现为暂时性狼疮样皮疹；溶血性贫血、血小板减少；先天性心脏传导阻滞。因此，患有系统性红斑狼疮的母亲在分娩后，对新生儿进行血常规、自身抗体及心电图检查都是必要的。

Q: 母亲患血小板减少症，新生儿血小板也会减少吗？

如果母亲血小板减少的病因是特发性血小板减少性紫癜，则母亲血液中存在抗血小板抗体，这类抗体可以通过胎盘进入胎儿血液循环，破坏胎儿血小板。据报道，在患有此病的孕妇所生的新生儿中，有 30% ～ 50% 在生后不久即出现血小板减少性紫癜，重症发生率在 15% 左右，亦有发生颅内出血的可能。因此，新生儿生后都应动态监测血小板水平，若血小板水平严重降低，则需要应用丙种球蛋白、糖皮质激素甚至输注血小板等。

Q: 新生儿出生后皮肤为什么特别“红”？

刚出生的新生儿都“红红的”，大多数新生儿都是正常的，因为新生儿皮肤相对比较薄，血红蛋白水平相对较高，看上去就会“红红的”。

当“红”的水平过高时，可能是医学上所指的多血质貌，即新生儿红细胞计数、血红蛋白水平高于正常水平的红细胞增多症。红细胞过多可造成血液黏滞度增高，进而可能出现各脏器的血流灌注异常，有淡漠、嗜睡、呼吸急促、呕吐、腹泻、少尿、低血糖等多种脏器受累表现。红细胞增多症常见于双胎其中一胎（另一胎表现为贫血），以及母亲患有糖尿病的新生儿、过期产儿等。因此，新生儿的血红蛋白在适宜的水平就好，过“高”也会造成一定危害。

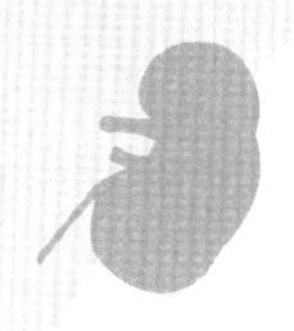

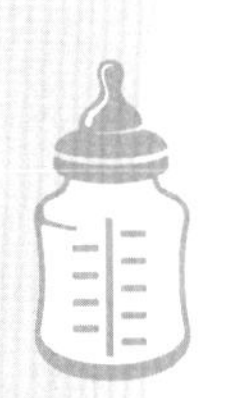

第七章

黄疸

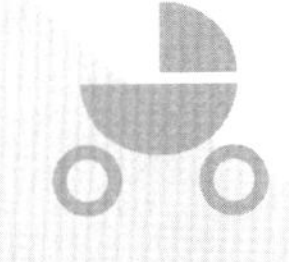

Q: 什么叫新生儿黄疸？新生儿黄疸怎么退得快？

对于新生儿黄疸，如果确认是病理性的高胆红素血症，可以通过蓝光照射或者换血的方式治疗，有助于黄疸尽快消退。

新生儿黄疸分为生理性黄疸及病理性黄疸两大类。

生理性黄疸对新生儿没有太大的影响，也不需要特别处理，只需要等待黄疸自行消退即可，足月儿一般在生后两周内黄疸彻底消退，早产儿在生后四周内黄疸彻底消退。

如果孩子是病理性黄疸，血中胆红素水平明显增高，就需要结合小时龄胆红素标准，确认孩子是否达到了需要蓝光照射或换血的标准，如果已经达到，就需要给孩子进行蓝光照射治疗，这是目前世界上公认的最安全、有效的快速退黄的方式；如果已经达到换血的标准，就需要进行换血治疗。除此之外，一些口服药或者晒太阳等方式都不能达到快速退黄的目的，一般不推荐。

因此对于新生儿黄疸，如果是生理性黄疸，不需要治疗；如果是病理性黄疸，没有达到需要光疗或者换血标准的情况下，不需要退黄处理，继续监测黄疸变化情况即可，若达到相应标准，则建议进行蓝光照射或者换血处理，利于孩子尽快退黄。另外，也要注意寻找和治疗引起孩子黄疸的原发病，只有原发病被治愈，孩子的黄疸才能更快、更彻底消退。

Q: 新生儿胆红素的正常值是多少？

新生儿胆红素的正常值不是一个固定的数值，针对孩子出生后不同小时龄，胆红素的正常值都是不相同的，需要结合小时胆红素曲线综合判断。

孩子出生后“年龄”以小时计，不同时间的胆红素水平被绘制成小时胆红素曲线。孩子胆红素水平在不同的百分位情况下，其高危程度不同。如在第 95 百分位以上则为高危区，考虑存在高胆红素血症，应该注意密切监测和及时干预，并寻找和治疗引起黄疸的病理因素。

足月宝宝在生后 24 小时，如果胆红素水平不超过 6 mg/dL，则考虑相对安全，可以继续监测，超过 8 mg/dL，则需要考虑高胆红素血症诊断；宝宝生后 72 小时胆红素水平超过 13. 5 mg/dL 需要警惕，超过 16 mg/dL 则考虑存在高胆红素血症。

所以，针对生后不同小时龄的宝宝，新生儿黄疸的正常水平都不相同，需要结合孩子生后的小时龄，通过图表的判断来确认情况。

Q: 新生儿黄疸有什么症状?

新生儿黄疸的症状，除了黄疸本身以外，主要是引起新生儿黄疸的原发病或者诱因相关的症状。

黄疸本身就是一种症状，所以对于新生儿黄疸来说，最突出的或者说唯一的症状就是黄疸本身，也就是全身皮肤黄染，部分孩子可能会有巩膜黄染，它主要是由孩子血中胆红素水平增高引起的。

除此之外，因为新生儿黄疸本身只是一种症状，所以一定有相关的原发病或者诱因导致孩子出现黄疸的表现，而相关原发病会有其他相应的症状。例如孩子可能由感染而引起黄疸表现，那么孩子如果存在呼吸道感染，就会存在流涕、鼻塞、呛奶、吐沫，甚至咳嗽、咳痰等相关的症状；如果孩子是由 ABO 溶血病导致黄疸，那么孩子可能因为溶血出现明显的皮肤苍白、肝脾肿大等症状；如果孩子是先天性甲状腺功能减退症引起黄疸，则孩子可能会有喂养困难、脐带脱落延迟、便秘等症状。

因此，新生儿黄疸的症状主要表现为黄疸本身和引起黄疸的原发病相关症状。我们也可以结合孩子黄疸之外的症状及必要的实验室检查，来帮助我们确认引起孩子黄疸的原发病，再做相应的对因和对症治疗，有助于孩子黄疸尽快和彻底消退。

Q: 新生儿黄疸有什么危害?

新生儿黄疸严重时的危害主要有两方面：一方面是黄疸本身对孩子产生的危害；另外一方面是引起黄疸的原发病对孩子可能产生的危害。

首先，在新生儿黄疸很严重的情况下，血液中过多的胆红素可能会通过孩子发育还不健全的血脑屏障，进入到孩子的大脑中，并且选择性沉积在孩子的中枢神经系统中，导致孩子发生胆红素脑病这样严重的并发症。胆红素可能引起基底神经节、海马体、下丘脑神经核和小脑神经元等部位的损伤、坏死，因此对孩子有很大危害。胆红素脑病可能引起孩子死亡，存活下来的孩子可能遗留神经系统后遗症，例如出现手足徐动、眼球运动障碍、听觉障碍、牙釉质发育不良，还可能出现脑瘫、智力落后等相关表现。因此，当新生儿黄疸很严重的时候，需要积极进行蓝光照射或者换血治疗等，帮助孩子尽快退黄。

除此之外，引起新生儿黄疸的原发疾病对孩子也可能有一定危害，例如溶血病可能导致孩子发生严重贫血、脏器损伤等。因此也需要针对原发病做相应对因治疗，帮助孩子彻底退黄。

Q: 黄疸严重的宝宝如果要照蓝光，需要多长时间？

新生儿黄疸宝宝如果要照蓝光，需要照多长时间没有标准答案，每一个孩子需要照射的时间可能不同，这主要取决于孩子黄疸的类型及引起孩子黄疸的原发病。

新生儿黄疸本身只是一种症状，所以孩子一定存在某些原发病（这种病导致孩子出现黄疸），如感染、溶血病等。对于黄疸的治疗来说，针对黄疸也就是孩子皮肤黄染本身来说，照蓝光是目前世界公认的最安全有效的方式，它可以帮助孩子皮肤表层的胆红素转化成水溶性的异构体，从身体中排出，所以有退黄作用。但蓝光照射治标不治本，蓝光照射后，孩子皮肤黄染会有所消退，但如果引起孩子黄疸的原发病仍然存在的话，如在感染未治愈的情况下，停止蓝光照射后，孩子的黄疸就会有所反复，再次出现皮肤黄疸，因此可能需要再进行蓝光照射。

因此，新生儿黄疸照蓝光的时间主要取决于引起孩子黄疸的原发病，在孩子胆红素水平很高时需要积极照蓝光退黄，同时要针对原发病做对因治疗，如抗感染治疗。当引起黄疸的原发病被彻底治愈之后，孩子的黄疸也会随之彻底消退，就不再需要照射蓝光了。

Q: 新生儿黄疸多久消退？

新生儿黄疸多久可以消退没有标准答案，对于每个孩子来说消退时间可能不同，这主要取决于孩子黄疸的类型及引起孩子黄疸的原发病。

对于生理性黄疸来说，一般足月儿在生后 2 周彻底消退，而早产儿一般在生后 4 周彻底消退。

如果孩子是病理性黄疸，那么黄疸本身只是一种症状，孩子一定存在某些原发病，如血型不合溶血病、感染等。此时，针对黄疸进行蓝光照射等治疗的话，可以使孩子的黄疸一过性降低，但蓝光照射等退黄方法都是治标不治本。如果引起孩子黄疸的原发病仍然存在的话，例如在感染未治愈的情况下，一旦停止退黄治疗，孩子的黄疸就会有所反复，再次出现皮肤黄染。

因此，新生儿黄疸消退的时间主要取决于引起孩子黄疸的原发病，只有引起黄疸的原发病被彻底治愈之后，孩子的黄疸才会随之彻底消退。

另外母乳性黄疸比较特殊，因为母乳性黄疸对孩子并没有太大影响，所以不需要退黄治疗，一般在生后 3 个月内会逐步自行消退。

Q: 新生儿黄疸需要住院吗?

患有新生儿黄疸的孩子有些需要住院，有些不需要，这主要取决于孩子黄疸的类型和血中胆红素水平的高低及引起黄疸的原发病。

新生儿黄疸分为生理性黄疸和病理性黄疸两大类，如果孩子是生理性黄疸，就不需要住院，只需要等待黄疸自行消退就可以了。

如果孩子是病理性黄疸，则需要确认孩子胆红素水平是否达到需要蓝光照射治疗或者换血治疗的标准，如果达到了就需要考虑住院进行蓝光照射或者换血治疗。另外，也要注意引起孩子黄疸的原发病是什么。有些孩子是吃母乳导致其存在母乳性黄疸，这种情况不需要特别处理，只要孩子胆红素水平不是很高，没有达到需要处理的标准，就可以不住院，自行观察即可。但如果孩子存在其他疾病诱因，如存在感染或者血型不合溶血病等疾病，那就需要针对原发病进行对因治疗，因此也需要住院。

所以，对于存在新生儿黄疸的孩子来说，有些需要住院有些不需要，需要请医生根据孩子情况判断后确认。

Q: 新生儿黄疸反复发作怎么办?

新生儿黄疸反复发作主要是由于引起孩子黄疸发生的原发病或者诱因还存在。如果想要新生儿黄疸彻底消退，主要需要治愈引起孩子黄疸的原发病。

Q: 黄疸患儿的体温会高吗?

新生儿黄疸的孩子体温可能会增高，但这与黄疸本身无关，可能与引起黄疸的原发病及黄疸的并发症有关。

例如，感染是引起新生儿发生病理性黄疸的常见诱因，感染就可能引起孩子发热，这种情况下，孩子发热和黄疸没有关系，而发热和黄疸都是感染的表现。

另外，如果新生儿黄疸特别严重，存在严重高胆红素血症，导致孩子继发胆红素脑病这样严重并发症的时候，孩子也可能出现发热的表现。此时，孩子发热仍然不是由黄疸引起，发热是胆红素脑病的表现。

所以，新生儿黄疸本身不会引起孩子发热，但引起黄疸的原发病可能同时导致孩子出现体温增高和黄疸的表现，黄疸的严重并发症也可能会有发热的表现，需要结合孩子的表现综合判断情况，及时处理。

Q：黄疸患儿及其母亲有什么饮食禁忌？

有新生儿黄疸的患儿及其母亲都没有饮食禁忌。孩子可以正常吃母乳，母亲也可以正常饮食。

新生儿黄疸分为生理性黄疸和病理性黄疸两大类。

生理性黄疸与新生儿胆红素代谢特点有关，而与母亲的饮食无关，因此生理性黄疸对孩子没有太大影响，孩子可以正常吃母乳，母亲也可以正常饮食。

对于病理性黄疸，它是由某些原发病或者诱因引起的，其中母乳喂养就是引起孩子黄疸的诱因之一，这种黄疸称为母乳性黄疸。母乳性黄疸分为早发性和晚发性母乳性黄疸两大类。①早发性母乳性黄疸又称为母乳喂养相关性黄疸，它主要见于出生一周内的孩子，是由孩子出生早期热量和液体摄入不足、排便延迟等因素引起，而与母亲饮食无关，因此不是母乳喂养的禁忌，孩子可以正常吃母乳，而且应该增加母乳喂养量和频率，这有助于黄疸缓解。②晚发性母乳性黄疸则是母乳喂养的新生儿在生后 3 个月内仍有黄疸的表现，可能与母亲母乳中的 β－葡萄糖醛酸酐酶水平较高有关，但这与母亲饮食无关，对孩子也没有太大影响，所以母子都可以正常饮食。

除此之外，如果孩子的黄疸是由其他诱因所引起的，如血型不合溶血病、感染等因素，和母乳喂养就没有太大关系，母子都可以正常饮食。

Q: 新生儿黄疸的发病原因是什么?

新生儿黄疸的发病原因多种多样，不同类型黄疸的病因也不相同。

新生儿生理性黄疸主要与新生儿生后早期胆红素代谢的生理特点有关，是新生儿发育过程中的一种正常生理现象。

引起病理性黄疸的原因主要有四大类。①胆红素生成过多：同族免疫性溶血、红细胞酶缺乏、红细胞形态异常、血红蛋白病、感染等因素都可能引起胆红素生成增多，从而使孩子发生病理性黄疸。②肝细胞摄取和结合胆红素能力低下：感染、窒息、缺氧、酸中毒、低体温、低血糖、低白蛋白血症或甲状腺功能低下等都可能影响孩子肝脏对胆红素代谢的能力，从而导致病理性黄疸发生。③胆红素排泄异常：新生儿肝炎综合征、先天性代谢缺陷病、先天性遗传性疾病、先天性胆总管闭锁、胆总管囊肿等疾病会影响肝细胞和胆管排泄胆红素，从而导致孩子发生病理性黄疸。④肠肝循环增加：肠道闭锁、巨结肠、饥饿、喂养延迟等因素可导致胎便排出延迟而增加胆红素的重吸收，导致孩了发生病理性黄疸。

引起新生儿黄疸的病因多种多样，需要结合孩子各种表现和检查结果综合判断并确认病因。

Q: 新生儿黄疸与父母血型有关吗?

新生儿黄疸和父母的血型是有关系的。当孕妇自身的血型是 O 型或者 Rh 阴性，而父亲的血型不是的时候，就可能导致孩子出现黄疸。

新生儿黄疸只是一种症状，病理性黄疸的孩子一定存在某些原发病，其中血型不合溶血病是引起黄疸的常见诱因之一。如果母亲血型是 O 型或者 Rh 阴性，而孩子父亲血型不是 O 型或者是 Rh 阳性，孩子的血型就可能不是 O 型或者也是 Rh 阳性。此时，孩子母亲和孩子存在血型不合，可能发生溶血病，而溶血会导致孩子红细胞破坏增多，从而导致孩子出现较为严重的溶血性黄疸。因此，如果孕妇自身的血型是 O 型或 Rh 阴性，而父亲的血型不是的时候，在孕期要注意监测血型抗体滴度，必要时做血浆置换，有助于预防孩子生后发生严重溶血。

因此，新生儿黄疸跟父母的血型是有关系的，如果母子血型不合，可能会导致孩子出现黄疸。

Q: 黄疸患儿能打乙肝疫苗吗?

新生儿黄疸的孩子可以正常接种乙肝疫苗。

针对不同健康状态的孩子来说，疫苗接种有一定规范。目前我国相关专家撰写了一系列《特殊健康状态儿童预防接种专家共识》，对此做出了明确的解释。对于有新生儿黄疸的孩子来说，如果孩子的黄疸类型是生理性黄疸或者母乳性黄疸，在孩子身体健康状况良好的情况下，可以正常接种各种疫苗。如果孩子是其他类型病理性黄疸，那么需要具体看孩子情况，如果孩子生命体征平稳，是可以正常接种乙肝疫苗的，而对于其他疫苗，则需要请医生面诊，除外肝脏等疾患后，适时接种疫苗。

因此，对于存在新生儿黄疸的孩子来说，无论孩子是生理性黄疸还是病理性黄疸，只要孩子生命体征平稳，都可以正常接种乙肝疫苗。

Q: 黄疸患儿为什么要停母乳?

对于新生儿黄疸，并没有要求一定要停母乳，除了母乳喂养引起的黄疸，其他患儿是可以正常吃母乳。

新生儿黄疸分为生理性黄疸和病理性黄疸两大类。生理性黄疸与新生儿胆红素代谢特点有关，对孩子没有太大影响，可以正常吃母乳。

对于病理性黄疸，它是由某些原发病或者诱因引起的，其中母乳喂养就是引起孩子黄疸的诱因之一。母乳性黄疸分为早发性和晚发性母乳性黄疸两大类，其中早发性母乳性黄疸又称为母乳喂养相关性黄疸，它主要见于出生一周内的孩子，是由孩子出生早期热量和液体摄入不足、排便延迟等因素引起，几乎 2/3 母乳喂养的新生儿都会发生，一般不是母乳喂养的禁忌，增加母乳喂养量和频率后可以得到缓解。晚发性母乳性黄疸则是母乳喂养的新生儿在生后 3 个月内仍有黄疸的表现，可能与母乳中的 β – 葡萄糖醛酸酐酶水平较高有关。母乳性黄疸一般不需要进行任何治疗，停母乳 24 ～ 48 小时，黄疸可明显减轻，等待自行消退就可以了，因此也可以正常母乳喂养。除此之外，如果孩子的黄疸由其他诱因（如血型不合溶血病、感染等因素）所引起的，和母乳喂养就没有太大关系，也可以正常吃母乳。

因此有新生儿黄疸的孩子一般不需要停母乳，除非孩子存在母乳性黄疸，且胆红素水平明显增高，在可能继发胆红素脑病的情况下，可以短时间停母乳，当黄疸有所消退后，就可以再继续吃母乳。除此之外，其他孩子都可以正常吃母乳。

Q: 新生儿黄疸如何治疗?

新生儿黄疸的治疗方法因人而异，主要采用蓝光照射或者换血治疗，同时确认和针对性治疗引起黄疸的原发病，有助于黄疸彻底消退。

如果孩子存在生理性黄疸，对新生儿没有太大的影响，不需要特别处理，只需要等待黄疸自行消退即可。如果孩子存在病理性黄疸，当孩子血中胆红素水平明显增高，达到了需要蓝光照射的标准，甚至达到需要换血标准时，可以给孩子进行蓝光照射或者换血治疗。除此之外，确认黄疸原发病后可以针对性采用相应的治疗方式，例如孩子有感染，可以使用抗生素抗感染治疗，而如果孩子有血型不合溶血病，则可以使用丙种球蛋白等药物封闭抗体，缓解溶血症状。

因此降低新生儿黄疸的主要方法有光疗（蓝光照射）、换血疗法及针对引起黄疸的原发病做针对性的对因治疗。

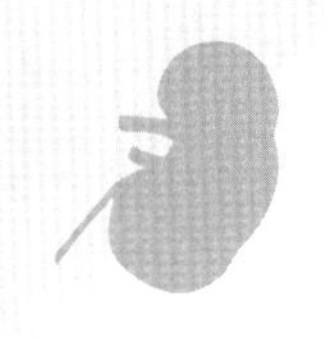

第八章

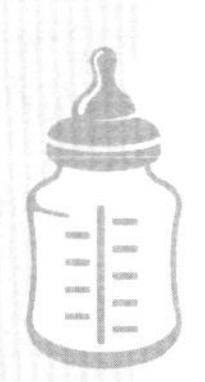

先天性心脏病

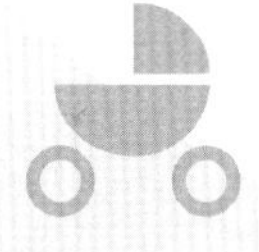

Q: 先天性心脏病在新生儿期有哪些症状?

部分先天性心脏病，如房间隔缺损、小型的室间隔缺损、细小的动脉导管未闭等，在新生儿期可以没有症状。相对严重的先天性心脏病，如大型的室间隔缺损、法洛四联症、完全性大动脉换位等，在新生儿期可以出现症状，比较常见的症状如下。

呼吸困难：常常表现为呼吸急促、喘息等呼吸费力的状态，有时可以见到剑突下、胸骨上窝等位置出现吸气时凹陷的情况。

紫绀：常常在孩子的口唇、鼻尖、指（趾）甲床等处可以发现皮肤黏膜程青紫色，有些心脏病在孩子安静的时候没有青紫，但是哭闹后或者吃奶时会出现紫绀的情况。

心率增快：通常心率可以达到 160 次 / 分以上。

生长发育迟缓：孩子体重、身长等与同龄孩子相比增长较缓慢。

以上症状在新生儿期不一定都会出现，但是一旦出现需及时就医，早期识别这些症状有助于早期干预、预防并发症的发生。

Q: 先天性心脏病的发病原因有哪些？可以做什么来避免?

先天性心脏病的发病原因复杂，目前认为主要有两大类原因。

首先是环境因素，包括感染、接触放射线或其他有害物质、代谢紊乱性疾病、药物影响及精神刺激等。例如，母体在妊娠早期合并病毒或细菌以及其他微生物的感染，或者长期接触化学物品等，都可能导致胎儿心脏发育有缺陷或部分发育停顿。

其次是遗传因素，如遗传疾病、基因突变、多基因遗传，以及染色体易位与畸变等。备孕期间建议女性保持良好的生活习惯，包括保持充足的睡眠、均衡的饮食、适宜的运动，远离环境污染，戒除不良生活习惯（如饮酒、吸烟）。怀孕后孕妇应进行规律的产检。

Q: 先天性心脏病应该出生后多久进行治疗？不治疗或者晚治疗会怎么样？

一般简单的先天性心脏病（如卵圆孔未闭，房间隔缺损等）选择在3岁前治疗，因为部分简单先天性心脏病可在3岁以内自愈。复杂或重症先天性心脏病无法自愈，还会影响到孩子的生长发育，表现为喂养困难、身高及体重增长缓慢、易患感冒甚至肺炎等，晚治疗会导致不可逆转的心功能受损，甚至失去手术机会，严重者可出现死亡，因而需在小儿外科专科评估下尽早手术，具体手术时间需根据病情确定。

Q: 患有先天性心脏病的孩子可以打疫苗吗？

先天性心脏病的孩子的疫苗接种分为两种情况。

第一种可以正常接种的情况：生长发育良好、无临床症状、心功能正常的患儿；介入治疗后，复查心功能无异常的患儿；外科术后3个月，复查心功能无异常的患儿，可在专科医生指导下进行预防接种。

第二种建议暂缓接种的情况：伴有心功能不全、严重并发症、严重感染等并发症的患儿；复杂发绀型先天性心脏病的患儿及需要多次住院治疗的患儿；严重营养不良、免疫缺陷、使用免疫抑制剂等情况的患儿，需要专科医生评估后决定。

Q: 先天性卵圆孔未闭是怎么回事？严重吗？

心脏内部有四个空腔，由上到下，由左到右分别为左心房、左心室、右心房、右心室。正常情况下同侧的心房与心室是相通的，而两个心房之间、两个心室之间是不相通的。胎儿时期，由于血液循环的需要，两个心房之间由卵圆孔连通。通常情况下，新生儿出生后，卵圆孔瓣膜先在功能上关闭，到出生后 5 ～ 7 个月，解剖上大多闭合。如果新生儿出生后卵圆孔未关闭，称为先天性卵圆孔未闭，通常通过超声心动图来确诊。绝大多数卵圆孔未闭无症状，部分分流量大者可有吃奶无力、多汗、气促等表现。

Q: 新生儿心脏有杂音是什么问题？需要做什么检查？

新生儿心脏有杂音有可能是生理现象，如新生儿期的卵圆孔未闭；也有可能是异常情况，如房间隔缺损或室间隔缺损等先天性心脏病，需要行超声心动图检查明确具体病因，再进一步决定是否治疗及治疗方式。

Q: 孩子并没有皮肤青紫，怎么会是先天性心脏病呢？

先天性心脏病可分为青紫型、潜伏青紫型和无青紫型。青紫型的先天性心脏病生后即可出现青紫表现，主要表现为毛细血管丰富的浅表部位，如唇、指（趾）甲床、眼周等，稍一活动如啼哭、情绪激动、寒冷等即可出现气急及青紫加重；而潜伏青紫型先天性心脏病多由于心脏内部分流方向为左向右分流，体循环血液为氧合血液，临床多不表现为青紫或发绀。因此，如果孩子生后并没有皮肤青紫表现，但有其他相关异常表现，也要警惕先天性心脏病，需做相应检查以明确。

Q: 房间隔缺损严重吗？怎么治疗呢？

房间隔缺损约占先天性心脏病发病总数的 10%，是小儿常见的先天性心脏病。婴儿期房间隔缺损大多无症状，通常通过常规的体格检查或闻及杂音而发现。如果房间隔缺损较大，导致左向右分流量较大，可出现体格瘦小、乏力、活动后气促等表现。单纯房间隔缺损有明显临床症状或无症状但分流量较大者，需由小儿外科医生评估后决定是否行手术修补治疗。

Q: 室间隔缺损严重吗？怎么治疗呢？

室间隔缺损是儿童先天性心脏病中最常见的类型，占总数的 25% 左右，可单独存在，也可与心脏其他畸形并存。单独的室间隔缺损临床表现取决于缺损的大小、肺动脉血流量和肺动脉压力。中型及大型室间隔缺损在新生儿后期及婴儿期即可出现症状，如喂养困难，吮乳时气急、脸色苍白、多汗，体重不增，反复呼吸道感染等。小型室间隔缺损多无临床症状，往往在体格检查时发现。室间隔缺损在出生第一年可能逐渐变小或自然愈合。如新生儿发生心力衰竭，需要内科进行抗心衰治疗，任何年龄的大型室间隔缺损、内科治疗无效，都需要外科手术干预。

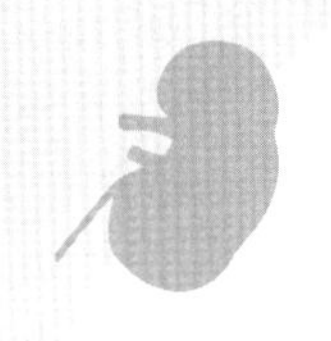

第九章

遗传病与新生儿疾病筛查

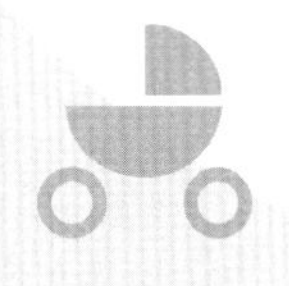

Q: 遗传病没法治吗?

很多人觉得“遗传病”很可怕，治不了。其实“遗传病”就像每个人一生中可能会感冒发热、过敏，也可能会患高血压、糖尿病等，每一个人都可能会患罕见病、遗传病。如果遇到了，不要害怕，要学会认识它、理解它、管好它，并争取在家族中预防它。随着医疗技术的发展，有很多遗传性疾病是可防可治的，而且我国在诊断和治疗上与发达国家相比，已经没有显著差距，国内的一些特殊诊疗技术在国际上也处于领先地位，患者在国内也可以获得很好的治疗。

Q: 遗传代谢病有哪些?

临床上遗传病有许多种类，其中常见的遗传病包括：单基因病，如苯丙酮尿症、抗维生素 D 佝偻病等；多基因病，如高血压、糖尿病、精神障碍等；染色体病，如性腺发育不良、21- 三体综合征；线粒体病等。

遗传代谢病是一大类单基因遗传病，绝大多数属于罕见病，由于致病基因变异引起物质代谢障碍，酶、受体、载体等功能缺陷，体内生化物质在合成、降解、转运和储存等途径出现异常，产生一系列疾病。遗传代谢病以常染色体隐性遗传病为主，少数为常染色体显性遗传、X 连锁或者线粒体基因遗传病。

迄今为止已命名的遗传代谢病有 900 多种，其涉及的疾病病种多、病因复杂，按照受累的代谢物分类可分为小分子代谢病（氨基酸、碳水化合物、脂肪酸、尿素循环障碍；有机酸、核酸、金属元素代谢异常等）及大分子代谢病（线粒体、溶酶体、过氧化物酶体、高尔基体病等细胞器病）。遗传代谢病临床表现多样，可涉及多个器官系统，症状缺乏特异性，即使患相同疾病，个体间表现也可能有显著差异。由于疾病罕见，临床识别困难，遗传代谢病的诊断主要依靠生化代谢、影像、病理及基因分析。精准诊断是正确治疗和防控遗传代谢病的前提。

Q: 如何发现遗传代谢病?

遗传代谢病可在胎儿期到老年期发病，常常潜伏在普通疾病（如脑病、心血管疾病、肾脏疾病、肝病、皮肤病、骨病）背后，轻重缓急不同，缺乏特异性，诊断难度较大，容易被误诊、漏诊。因此，需要医生具有福尔摩斯探案精神，同时需要依赖生化、病理、影像及基因技术确诊，比如血液中同型半胱氨酸测定、氨基酸及酰基肉碱谱分析、尿有机酸谱分析、血液铜蓝蛋白测定、白细胞溶酶体酶活性测定。基因分析是遗传代谢病确诊的关键，也是指导家族遗传咨询及下一个同胞产前诊断的基础。

Q: “血尿代谢筛查”是什么?

对于遗传代谢病的诊断，血尿代谢筛查是必不可少的重要检查，就像血常规、尿常规一样关键。每一样检查都有自己独特的优势，因此需要强强联手，共同抓出遗传病的“真凶”。血代谢指血液氨基酸及酰基肉碱谱分析，可检测 40 余种遗传代谢病；尿代谢指尿有机酸分析，可检测 30 余种遗传代谢病。这两项筛查结果相互验证又相互补充。共同防控几十种遗传代谢病，如甲基丙二酸血症、丙酸血症、异戊酸血症、原发性肉碱缺乏症、脂肪酸代谢障碍、尿素循环障碍等。

Q: 新生儿疾病筛查能够筛查哪些疾病？

新生儿疾病筛查是疾病三级预防的有效措施，是医疗保健机构在新生儿群体中，用快速、简便、敏感的检验方法，对一些危及儿童生命、危害儿童生长发育、导致儿童智能障碍的一些先天性、遗传性疾病进行群体筛检，从而使患儿在临床尚未出现疾病表现而其体内代谢已有异常变化时就做出诊断，进行早期而有效的对症治疗，避免患儿重要脏器出现不可逆性的损害，保障儿童正常的体格发育和智能发育。

筛查疾病的种类依种族、国家、地区的不同而有所区别，还与各国的社会、科学技术的发展、经济水平、教育水平及疾病危害程度有关。我国目前常规筛查的疾病以高苯丙氨酸血症（hyperphenylalaninemia，HPA）、先天性甲状腺功能减退症（congenital hypothyroidism，CH）为主，某些地区则根据疾病的发病率选择葡萄糖 –6– 磷酸脱氢酶缺乏症（glucose–6–phosphate dehydrogenase deficiency，G–6–PD）和先天性肾上腺皮质增生症（congenital adrenal hyperplasia，CAH）的筛查。随着医学科学技术的不断发展，全国部分省、市或地区又逐步开展了氨基酸、有机酸、脂肪酸、基因等几十种遗传代谢病的新生儿筛查。

北京市新生儿疾病筛查病种原包括先天性甲状腺功能减低症、苯丙酮尿症、先天性肾上腺皮质增生症（此 3 种为遗传代谢性疾病），听力障碍，先天性心脏病和先天性髋关节脱位。其中听力障碍筛查包括新生儿听力筛查和耳聋基因筛查。

自 2022 年 6 月 1 日起，新生儿遗传代谢性疾病筛查病种由原来的 3 种扩增至 12 种，具体新增筛查病种为枫糖尿症、甲基丙二酸血症、丙酸血症、异戊酸血症、戊二酸血症 I 型、3- 甲基巴豆酰辅酶 A 羧化酶缺乏症、原发性肉碱缺乏症、中链酰基辅酶 A 脱氢酶缺乏症、极长链酰基辅酶 A 脱氢酶缺乏症。

Q: 为什么要做新生儿遗传代谢病筛查?

新生儿遗传代谢病筛查是宝宝出生后的第一道健康“安检”，是提高出生人口素质，减少出生缺陷的三级预防措施。

每个来到人间的宝宝都应该被这个世界温柔对待，但是遗传代谢病在新生儿早期症状不明显，部分早发型疾病在宝宝出生 3 ～ 6 个月后会逐渐出现异常表现，而部分晚发型疾病可在儿童期、青春期、成年后发病，若此时再进行诊断和治疗，其生长发育已经落后，难以改善，这将给本人及其家庭带来沉重的经济和精神负担。而且，对于任何一种临床表现提示遗传代谢病的患儿，即使未出现代谢性酸中毒或高氨血症，都应该进行遗传代谢病筛查。

通过新生儿遗传代谢性疾病筛查可以在早期对危及生命的遗传代谢性疾病进行群体筛查，并进行早期诊断和治疗，从而降低该疾病对宝宝造成的损害，对提高人口素质意义重大。

Q: 家人没有类似疾病，宝宝还需要做新生儿疾病筛查吗?

目标新生儿疾病筛查中的疾病大多是常染色体隐性遗传病，也就是说，虽然没有家族史，家里人没有类似疾病，父母看起来很健康，但其父母可能携带了致病基因，致病基因可能传递给下一代，新生儿存在患病的可能性。并且患儿在新生儿期常没有特别的临床表现，一旦出现异常，身体和智力的损害已不可逆转，失去了治疗的机会，死亡率和复发率也很高，是导致儿童夭折或残疾的主要病因之一。

若能在出生之后，早检查、早发现、早治疗，就可以最大限度地使患儿免受损害，避免出现智力低下等情况。因此，新生儿都应该做疾病筛查。通过采集新生儿足跟血进行专项筛查，促进先天性、遗传性疾病早发现、早诊断、早干预，避免新生儿在发育过程中身体脏器受损，避免造成智力和身体发育障碍、身体发育迟缓、全身代谢紊乱及听力障碍等情况，避免给新生儿父母及家庭带来沉重的经济负担和巨大的心理压力。

Q: 新生儿疾病筛查怎么做?

具体的流程是在新生儿出生 72 小时后、7 天之内，经充分哺乳后由分娩医院为宝宝采集足跟血。足跟血会在专用试纸上储存，送至专门的妇幼机构进行筛查。因各种原因（提前出院、转院的新生儿及早产儿、低出生体重儿、正在治疗疾病的新生儿等）未采血者，采血时间最迟不宜超过出生后 20 天。

Q: 如果新生儿遗传代谢病筛查阳性怎么办?

新生儿疾病筛查中绝大多数的宝宝都将获得“筛查阴性”的结果。这意味着宝宝患新生儿筛查疾病的风险非常低。很少一部分宝宝是“筛查阳性”，这表明宝宝患病的可能性增加，但并不能最终确定。这是因为筛查结果不等于确诊结果，疾病筛查也不等于疾病的诊断，只是发现宝宝可能患病，因此需要进一步做相关检查。

得到“筛查阳性”检测结果的家长应按照结果报告上的指示带宝宝到医院做进一步检查，以确定宝宝是否真正患有此种疾病。一般只有很少的宝宝会“筛查阳性”，而其中仅有部分宝宝最终确诊。

Q: 如果宝宝得了遗传代谢病怎么办?

如果宝宝通过新生儿筛查检测出某种遗传代谢病，家长不要害怕，应尽早去当地医院的遗传代谢专科门诊就诊，明确诊断并尽快开始治疗，定期复查，监测宝宝的体格发育，防止严重不良后果的发生。

Q: 可治疗的遗传代谢病有哪些?

在过去的十年中，遗传代谢病的诊断及新的治疗方法已经发生了革命性变化。根据代谢缺陷的不同，常见的可治疗的遗传代谢病可分为以下几类。

（1）维生素及辅因子缺陷：生物素酶缺乏症、脑叶酸缺乏症、甲基丙二酸血症、四氢生物蝶呤缺乏症、二氢叶酸还原酶缺乏症、亚甲基四氢叶酸还原酶缺乏症、维生素 B_6 依赖性癫痫、维生素 B_{12} 转运障碍等。

（2）氨基酸及肽类代谢障碍：精氨酸血症、精氨酰琥珀酸裂解酶缺乏症、瓜氨酸血症 Ⅰ 型、希特林蛋白缺乏症、蛋氨酸合成酶缺乏症、乙基丙二酸血症、戊二酸血尿症Ⅰ型、3H综合征、高同型半胱氨酸血症Ⅰ型、异戊酸血症、N-乙酰谷氨酸合成酶缺乏症、非酮症性高甘氨酸血症、枫糖尿症、甲基丙二酸血症、尿素循环障碍、苯丙酮尿症、3-磷酸甘油酸脱氢酶缺乏症、磷酸丝氨酸转氨酶缺乏症、丙酸血症等。

（3）大分子降解障碍：黏脂贮积症、尼曼-皮克病、黏多糖贮积症、戈谢病、神经元蜡样脂褐质沉积症等。

（4）先天性糖基化障碍：*SLC35A2*、*SLC35C1*、*PMM2*、*PIGA*、*PIGM*、*PIGO*等基因缺陷导致的糖基化异常。

（5）脂肪酸、肉碱、酮体代谢障碍：β酮硫解酶缺乏症、戊二酸血症Ⅱ型、3-羟基-3-甲基戊二酸尿症、3-羟基-3-甲基戊二酰辅酶A合成酶缺乏症、3-甲基赖氨酸羟化酶缺乏症等。

（6）脂质代谢障碍：X连锁肾上腺脑白质营养不良、脑腱黄瘤病、遗传性胆固醇合成缺陷病等。

（7）其他可治疗的遗传代谢病包括：神经递质异常，如多巴反应性肌张力障碍、酪氨酸羟化酶缺乏症等；能量代谢障碍，如肌酸缺乏症、丙酮酸脱氢酶缺乏症等；金属代谢异常，如肝豆状核变性、Menkes病等；激素异常，如先天性甲状腺功能减低症、先天性肾上腺皮质增生症等；线粒体脑肌病、原发性辅酶Q_{10}缺乏症、线粒体DNA缺陷及氧化磷酸化障碍等。

Q: 遗传代谢病的治疗方法有哪些?

多数氨基酸、有机酸、脂肪酸及糖代谢异常的患者可通过饮食治疗改善、缓解症状，如经典的苯丙酮尿症患者在确诊后立即开始低苯丙氨酸饮食治疗。部分疾病可通过补充辅酶治疗，如维生素 B_6 依赖的同型半胱氨酸尿症患者大剂量维生素治疗有效。对于溶酶体病、过氧化物酶体病患者可通过酶替代或造血干细胞移植治疗。其他的治疗方法还包括基因治疗及手术或康复治疗等。

Q: 食物与遗传代谢病有什么联系吗?

目前已知的 900 多种遗传代谢病中，氨基酸、有机酸、脂肪酸、糖代谢异常的发病都与饮食有关，患者体内缺乏某种酶，无法降解或利用食物中的相关物质，导致自身中毒或生理活性物质缺乏，从而引发疾病，但是，很多疾病通过合理的膳食与营养干预可以有效地控制。

其中苯丙氨酸代谢障碍引起的苯丙酮尿症是新生儿筛查的重点疾病，如果能早期发现，坚持合理的低苯丙氨酸饮食治疗，众多患者可以健康成长，就读就业，结婚生子，生活质量不输给同龄人。

另外，营养素强化剂、维生素等对一些遗传代谢病的治疗也是功不可没的，如维生素 B_{12} 是治疗甲基丙二酸尿症的关键药物，生物素补充治疗对于生物素酶缺乏症可以获得良好的治疗效果，而甜菜碱对于同型半胱氨酸血症治疗十分有效。

衷心地希望大家用“饮食治病”，杜绝“饮食致病”，合理膳食（有粗有细、不甜不咸、三四五顿、七八分饱），健康永相伴!

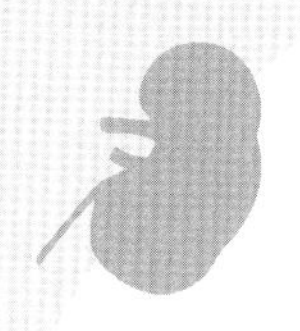

第十章

早产儿照护

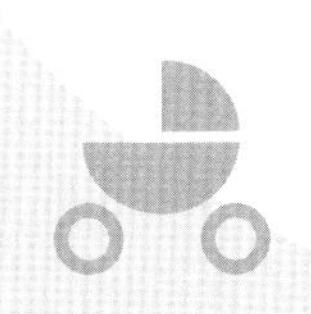

Q: 什么是胎龄?

每个宝宝出生后都有自己的年龄，刚出生的时候称为日龄，然后是月龄，代表宝宝来到这个多彩世界的时间。其实，宝宝在出生之前也是有年龄的，这个年龄就是胎龄。所谓胎龄，就是指宝宝在妈妈的子宫里生活的时间，一般我们会用妈妈末次月经的日期来进行推算。但是有些妈妈本身月经周期不是很规律，这种情况下怎么办呢？我们可以在超声检查时，通过对宝宝各项指标（比如双顶径、股骨长度、腹围等）的测量来推算宝宝的胎龄。

Q: 什么是早产儿?

绝大多数宝宝会在妈妈的子宫里生活 280 天左右，也就是常说的足月妊娠 40 周，259 ～ 294 天（也可以说 37 ～ 42 周）的范围内都是正常的。

但是，如果宝宝在妈妈子宫里只生活了不到 37 周就出生的话，这样的活产婴儿称之为早产儿或未成熟儿。早产宝宝的出生体重一般会比较轻，大部分在 2500 g 以下，而且早产宝宝各个器官系统的结构和功能发育都还不完善，出现各种并发症的可能性和足月宝宝比起来要大很多，所以需要给予早产宝宝特殊护理，还需要完善一些相关检查来进行评估。因此，多数早产宝宝出生后会暂时离开妈妈，住到新生儿病房里，等到各项指标合格了，才能重新回到妈妈的怀抱。

Q: 早产儿是如何分类的?

虽然早产儿是不到 37 周就出生的活产婴儿的统称，但是出生时胎龄不同、体重不同的早产儿在各个方面的发育成熟度差别很大，因此医生会将他（她）们进一步区分。

最常用的分类方法是根据出生时宝宝的胎龄分类，早产儿可分为晚期早产儿（出生时胎龄大于34周但还不到37周的早产宝宝）、早期早产儿（出生时胎龄大于28周但还不到34周的早产宝宝）。另外，出生时胎龄在28～32周的宝宝，又被称为极早产儿，出生时胎龄不到28周的早产宝宝被称为超早产儿。

根据宝宝出生体重分类的方法也很常用，这种分类方法把早产儿分为低出生体重儿（LBW，出生体重在1500～2500 g的早产宝宝）、极低出生体重儿（VLBW，出生体重在1000～1500 g的早产宝宝）和超低出生体重儿（ELBW，出生体重还不到1000 g的早产宝宝）。

Q: 如何计算矫正月龄?

在早产宝宝出生之后，医生通常会使用矫正月龄来说明宝宝的年龄，那么矫正月龄是怎么计算的呢？第一步，需要计算出宝宝提前了多久出生，简单来说，就是用足月妊娠的40周减去宝宝出生时的实际孕周数，这个差值就是宝宝提前出生的时间。第二步，用宝宝的实际月龄减去宝宝提前出生的时间，得到的就是宝宝的矫正月龄。

举个例子：一位妈妈怀孕30周时分娩了一个早产宝宝，现在宝宝是生后3个月。宝宝提前出生了10周，也就是2.5个月，那宝宝的矫正月龄就是用现在的3个月减去2.5个月的差值，最后得到宝宝现在的实际月龄是0.5个月。也就是说，这个早产宝宝的各项发育指标，只需要和 0.5 个月大的足月出生的宝宝相比较就可以。

Q: 早产儿的心率、呼吸多少是正常的?

心率和呼吸频率都是由神经中枢来进行调节控制的，由于早产宝宝的神经中枢发育还不完善，其心率和呼吸节律也就很不稳定。新生宝宝们的呼吸频率一般波动在每分钟 30 ～ 60 次，但是如果你仔细观察，就会发现宝宝有时候呼吸的快一些，有时候呼吸的慢一些，甚至有些早产宝宝会在很短的时间内不呼吸。新生宝宝们的心率一般波动在每分钟 100 ～ 160 次，有些宝宝睡得特别熟的时候心率会偏慢一些，一旦宝宝大哭起来，心率有可能会更快。

Q: 早产儿的体温多少是正常的?

早产宝宝的体温和足月儿没有太大的差别，36.0 ～ 37.3 ℃都是正常体温，36.5 ～ 37.0 ℃是更理想一些的体温。但是因为早产宝宝神经中枢发育还不完善，宝宝很难像成人甚至足月儿一样自己把体温调节到合适的范围。所以很多早产宝宝需要在温度、湿度都恒定的暖箱里住上相当长的一段时间。

Q: 早产儿能吃母乳吗?

大量的研究均显示，母乳喂养对早产宝宝的近期及远期健康有诸多益处。比如说，早产宝宝的消化系统和免疫系统发育还不完善，容易出现很多喂养及营养相关的并发症，而母乳中的三大营养物质（蛋白质、脂肪和糖类）的种类和配比都是易于早产宝宝消化和吸收的；母乳中还含有丰富的免疫物质（免疫抗体、溶菌酶等），有助于提高早产宝宝的免疫力。因此，母乳喂养的早产宝宝发生喂养不耐受、食物过敏，甚至肠源性感染的机会都会明显减少。同时，母乳喂养还可以减少婴儿猝死症的发生，减少宝宝罹患儿童期肥胖、过敏性疾病的概率等。

因此，在早产宝宝出生后的最初 6 个月，我们建议采用纯母乳喂养，6 个月后以持续母乳喂养并添加适当辅食进行喂养，直至宝宝长到 2 岁以上或更长时间。

Q: 什么是追赶性生长?

追赶性生长又叫补偿性生长，是用来描述因病理因素导致生长迟缓的儿童在去除这些因素后出现的生长加速现象。儿童时期有许多慢性疾病会影响身体的发育，通过采取一系列有效的治疗与保健措施，消除了这些病因，克服种种阻碍生长发育的有关因素，机体出现了超过同年龄一般水平的发育速度以恢复生长的现象称为追赶性生长。良好的追赶性生长完全可以消除疾病带来的严重后果，但是如果不能得到足够的重视，一旦追赶性生长不完全就会给家长和宝宝带来极大的隐患。对于早产宝宝来说，追赶性生长是非常关键的，能够弥补没有在妈妈的子宫中稳定生长的时间。因此，在早产宝宝出生后的最初两年，家长需要提供给宝宝额外的营养，以利于宝宝完成追赶性生长。

Q: 生长曲线怎么看？

生长曲线是由一系列的百分比曲线图构成的用来记录、检测、评估宝宝生长发育情况的辅助工具。一般来说，生长曲线图上横坐标表示宝宝的月龄，纵坐标表示宝宝的体重，各条曲线后的数值表示不同的百分数。男宝宝和女宝宝的生长曲线图是不一样的，一般会分别用蓝色和粉色的底色来区分。定期检测宝宝的身高、体重和头围，在生长曲线图上绘制出不同的点，再将这些点连成线，就可以得到宝宝的生长曲线。

生长曲线图中各条曲线代表的是不同的百分数位置，简单来说，就是把 100 个同月龄同性别的正常宝宝分别以体重、身长、头围由低值到高值进行排序，通常第 10 百分位到第 90 百分位之间都属于正常的范围。

我们还要长期监测宝宝的生长曲线的变化情况，合理生长的宝宝的数据通常会沿着某一条曲线上下波动或者在 2 条曲线之间波动。

Q: 什么是母乳强化剂？

早产宝宝在出生后的最初两年，需要完成追赶性生长这一艰巨的任务，而早产儿母乳中的某些营养成分不能满足早产宝宝追赶性生长的营养需求，这就需要提供给宝宝额外的营养，母乳强化剂就是主要针对早产儿母乳的一种富含蛋白质、矿物质和维生素的营养强化剂。在母乳喂养的同时使用母乳强化剂，可以使早产宝宝既受益于母乳喂养，又能获得满足其快速生长需求的营养物质。

Q: 母乳强化剂如何使用?

首先，母乳强化剂有液态和粉剂两种，粉剂母乳强化剂有罐装和袋装两种，相对液态母乳强化剂使用更为广泛。使用母乳强化剂时，需要严格将标准剂量（比如一袋、一平匙）的母乳强化剂按照一定比例添加入新挤出的或解冻并温热后的适量母乳中，轻轻摇匀或稍稍搅拌，然后立即给宝宝喂食。

母乳强化剂的应用剂量具有个体化的特点，每个早产宝宝应该使用多少剂量的母乳强化剂，什么时候应该减少剂量，什么时候应该停止使用，都应该由专业的新生儿科医生根据每个早产宝宝的不同情况来决定。这些不同情况不仅包括宝宝的生长发育速率，也包括对母乳强化剂的耐受程度，甚至还包括是不是喜欢添加了母乳强化剂的母乳味道（母乳强化剂或多或少会改变母乳的味道和口感），而爸爸妈妈们需要做的，就是定期随诊并严格遵从医嘱。

Q: 无法母乳喂养怎么办?

部分早产宝宝的妈妈由于一些原因（比如患有急性感染性疾病、正在接受放射治疗或者化学药物治疗等）无法进行母乳喂养，这就需要给予早产宝宝配方奶喂养。一般来说，出生体重在 2500 g 以上或追赶性生长达到第 25 百分位以上的早产宝宝可以使用普通的配方奶喂养；出生体重在 1800 g 以上或追赶性生长达到第 10 ～ 25 百分位的早产宝宝可以使用早产儿过渡配方奶喂养；出生体重在 1800 g 以下或追赶性生长仍未达到第 10 百分位以上的早产宝宝应使用早产儿配方奶喂养。

Q: 亲喂好还是瓶喂好？

瓶喂和亲喂母乳并没有本质上的区别，各有各的优缺点，我们需要根据宝宝和妈妈的个体情况来选择适合的方式。

妈妈亲自喂养有许多优点。首先，宝宝会直接接触到妈妈的乳头，可以增加母子的感情交流；其次，亲喂可以促进乳汁分泌，能够达到按需哺乳的效果，而且不受地点、时间等因素影响，比较方便。

但是对于早产宝宝来说，亲喂就不一定适合了，比如很多早产宝宝在追赶性生长过程中需要额外的营养，需要在母乳中添加母乳强化剂，这种情况下就必须把母乳吸出来瓶喂。

Q: 瓶喂母乳需要注意什么？

相对母乳亲喂而言，母乳瓶喂需要注意的地方就比较多。

首先，需要选择合适材质和型号的奶嘴。早产宝宝吸吮力量普遍偏弱，材质较软的奶嘴比较适合；奶嘴型号要合适，过大容易造成宝宝呛奶，过小则可能因为宝宝吸吮力量弱而造成喂养困难。

其次，吸奶器、奶瓶等器皿需要严格的清洗和消毒，每次吸出的母乳要有明显的吸奶时间的标识；而且，经过冷冻和冷藏，母乳中的活性物质和营养会有不同程度的流失，因此尽可能不要冷冻过长的时间。

Q: 早产儿需要添加哪些营养素？

早产宝宝和足月宝宝相比，需要额外添加更多的营养素。

维生素D：维生素D是一种脂溶性维生素，主要作用是促进小肠黏膜细胞对钙和磷的吸收，促进骨质钙化，还有促进皮肤细胞生长、分化及调节免疫功能。早产宝宝在出生后的前3个月需要每天补充维生素D 800～1000 IU（20～25 μg），生后满3个月开始可以减量至每天400 IU（10 μg）。

DHA：DHA是一种对人体非常重要的多不饱和脂肪酸，属于Omega-3不饱和脂肪酸家族中的重要成员，是神经系统细胞生长及维持的一种主要元素，是大脑和视网膜的重要构成脂肪酸，在人体大脑皮质中含量高达20%，在眼睛视网膜中所占比例最高，约占50%，对宝宝智力和视力发育至关重要。因此，早产宝宝生后应每日补充DHA 100 mg，直至矫正胎龄满40周或更长时间。藻油DHA提取自海洋微藻，未经食物链的传递，相对更安全。

元素铁：铁是血红蛋白和肌红蛋白的重要组成部分，血红蛋白的功能是向细胞输送氧气，并将二氧化碳带出细胞，肌红蛋白的基本功能是在肌肉中转运和储存氧。铁与免疫的关系也比较密切。有研究表明，铁可以提高机体的免疫力，增加中性粒细胞和吞噬细胞的吞噬功能，同时可使机体的抗感染能力增强。新生儿的铁储备主要是胎儿期从妈妈那里获得的，早产宝宝铁储备不足，和足月宝宝相比更容易发生贫血，因此，处于临床稳定期的早产宝宝应每天至少补充元素铁2 mg/kg，直至满1周岁。注意使用母乳强化剂、强化铁的配方奶及其他含铁食物时，酌情减少铁剂的补充剂量。如果早产宝宝已经发生贫血，则应遵照医嘱，每天补充元素铁3～6 mg/kg，并定期监测血常规，根据宝宝的体重、喂养方式和喂养量、血红蛋白含量等调整补充元素铁的剂量。

Q: 早产儿为什么要查甲状腺功能?

维持正常的甲状腺激素水平对人体有重要意义。早产宝宝下丘脑－垂体－甲状腺轴发育不成熟、甲状腺储备功能不足，发生甲状腺功能减退症的概率较大，可能对生长发育产生明显的不良影响。因此早产宝宝生后应及时完善甲状腺功能、甲状腺超声等检查，一旦确诊应立即遵医嘱进行相应治疗和监测。

Q: 早产儿为什么要进行眼底检查?

早产儿视网膜病变是发生在早产儿和低体重儿的眼部视网膜血管增生性疾病，严重时可导致失明，是目前儿童致盲的首位原因，给家庭和社会造成了沉重负担。早产儿视网膜病变的发生原因是多方面的，与早产、视网膜血管发育不成熟有关，出生孕周和体重越小，发生率越高。早产儿视网膜病变最早出现在矫正胎龄 32 周左右，早期筛查和正确治疗可以阻止病变的发展。

Q: 住进新生儿重症监护室的早产儿什么时候能出院回家?

住进新生儿重症监护室的早产宝宝达到以下标准即可出院。

（1）能够维持正常的体温。

（2）自主呼吸控制成熟，没有呼吸暂停和 / 或心动过缓发作，不需要长时间、高浓度、高流量的氧疗。

（3）自主经口纳奶技能成熟，没有明显的奶后反流，纳奶量达到每天 120 mL/kg 以上。

（4）体重达到 2000 g 以上，并能够维持适当的增长趋势。

Q: 早产儿出院后需要复查吗？多久复查合适？

早产宝宝出院后必须随访。

低危早产儿建议出院后至矫正 6 月龄内至少每 1 ～ 2 个月随访 1 次；矫正 7 ～ 12 月龄内至少每 2 ～ 3 个月随访 1 次；矫正 12 月龄后至少每半年随访 1 次。根据随访结果酌情增减随访次数。

高危早产儿建议出院后至矫正 1 月龄内至少每 2 周随访 1 次；矫正 1 ～ 6 月龄内至少每个月随访 1 次；矫正 7 ～ 12 月龄内至少每 2 个月随访 1 次；矫正 13 ～ 24 月龄内至少每 3 个月随访 1 次；矫正 24 月龄后至少每半年随访 1 次。根据随访结果酌情增减随访次数。

Q: 早产儿出院后需要查什么？

早产儿出院后随访的主要内容：①全身检查，体格生长监测与评价；②神经心理行为发育监测与评估；③参照各地区“早产儿保健服务指南”开展儿童眼病筛查和视力检查、听力筛查，以及其他必要的辅助检查，如行为测试、头颅 B 超、脑电图等检查。

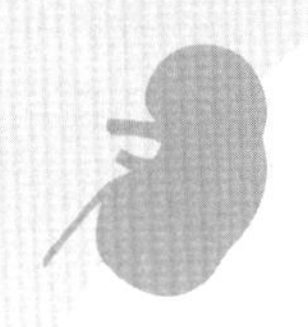

第十一章

新生儿照护

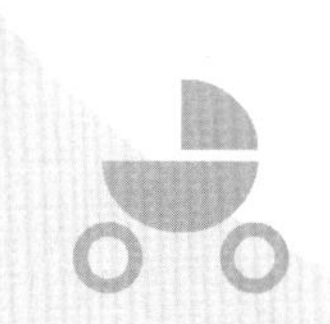

Q: 为什么说母乳喂养最适合婴儿需求呢？

母乳所含营养素质量最适合婴儿需求，消化、吸收和利用率较高，为其他食物（如牛、羊乳及其制品）所不及。

母乳蛋白质虽较牛乳少，但其质优于牛乳。母乳所含乳清蛋白多于酪蛋白，在胃内形成的凝块细小柔软，适合婴儿消化、吸收，且乳清蛋白成分也有别于牛乳，含大量乳铁蛋白、免疫球蛋白和溶菌酶蛋白，具有抗微生物作用。母乳蛋白质的氨基酸构成比牛乳更适合婴儿利用。

母乳脂肪含量虽与牛乳相仿，但含多不饱和脂肪酸，特别是亚油酸较丰富，还含卵磷脂、鞘磷脂及牛磺酸、DHA 等，对小婴儿脑发育十分重要。母乳中脂肪在胃内形成脂肪球较细。母乳又含乳脂酶，有利于脂肪消化、吸收，尤其有利于缺乏胰脂酶的新生儿、早产儿。

母乳中乳糖含量较牛乳为高，全部溶解于乳汁，易于吸收，且以 α 型乳糖为主，可促进肠道内乳酸杆菌生长。

母乳中钙、磷量低于牛乳，但其比例（2：1）适宜，钙吸收率高于牛乳，较少发生低钙血症。

母乳含微量元素锌、铜、碘较多，尤以初乳含量高，对生长发育十分有利。人乳和牛乳含铁都少，但人乳铁吸收率（50%）为牛乳（10%）的 5 倍，故不易发生贫血。

母乳维生素 A、维生素 C、维生素 E 含量均高于牛乳，乳母如营养充足、膳食平衡，乳汁中维生素多能满足婴儿所需。只有维生素 D 在一般人乳、牛乳中含量都较少，故新生儿出生后 2 周就应添加维生素 D 制剂，尤其是在阳光照射较少的地区和冬季。叶酸的摄入也应特别注意，需要时另外补充。母乳维生素 K 不足，新生儿出生应肌内注射维生素 K 以防新生儿出血症。

母乳缓冲力小，对胃酸中和作用小，有助消化、吸收。

Q: 为什么说母乳喂养不易引起过敏呢?

牛、羊乳的蛋白质为异种蛋白质，经幼小婴儿功能较差的肠黏膜被吸收，可成为变应原，引起肠道少量出血、婴儿湿疹等过敏症症状。而母乳中蛋白质属人体蛋白质，不易引起过敏。

Q: 为什么说母乳能增强婴儿的抵抗力?

①人乳含有大量具有活性的免疫因子，这是其他食物所不具备的，如母乳含较多免疫球蛋白（ IgA、IgM、IgG、IgE ），尤以分泌型免疫球蛋白 A（slgA）为多，初乳中最多，可保护肠黏膜和呼吸道黏膜免受细菌、病毒、微生物侵犯。②母乳中尚有活的免疫细胞，包括 T 及 B 淋巴细胞、巨噬细胞等，可吞噬和杀死病原体；还有活性溶菌酶，也可消灭病原体，并激活补体等免疫因子，促进免疫功能。③母乳含乳铁蛋白较多，多呈铁不饱和状态，有较强的抗感染作用。④ α 型乳糖可使肠液变酸，促进乳酸杆菌生长，抑制大肠杆菌生长，减少感染；所含低聚糖也可阻止肠道细菌黏附于肠黏膜上而引起感染。故母乳喂养的婴儿患呼吸道感染及感染性腹泻都极少。

Q: 新生儿每天摄入多少奶量合适?

新生儿刚出生一周以内，其奶量可由每天 60 ～ 80 mL/kg 逐渐增加至每天 140 ～ 150 mL/kg。新生儿从生后第 2 周开始，奶量可维持在每天 150 mL/kg 以上。对于纯母乳喂养的新生儿，由于无法统计奶量，可按需喂养，喂养的时长和频次由婴儿进食意愿和需求决定，乳母需及时识别婴儿发出的进食需求，并迅速做出喂养回应。以下反应有助于判断婴儿饥饿：①婴儿转向或寻觅妈妈的乳房；②张大嘴巴，舌头向下伸；③做出吸吮动作或吸吮手指。请注意，哭闹是婴儿饥饿的最晚信号。

Q: 如何估计母乳量够不够孩子吃呢?

乳母常担心自己乳汁量不够婴儿需要，会影响其生长发育。可以采用以下方法来估计乳汁量是否足够。

观察婴儿尿量多少，如每天在 8 ～ 10 次以上，每次量不少，则表示婴儿每天摄入的乳量不会太少。

每次哺乳后婴儿能安睡 2 ～ 3 小时，随月龄增大，夜间睡眠时间可长达 5 ～ 6 小时，则提示婴儿每次都能吃饱。啼哭并不一定是婴儿饥饿的信号，太冷、太热、不舒服、要妈妈抱时，婴儿都可能会用哭来表示。

可测定每天哺乳量以估计乳量是否足够，因每次哺乳量常有波动，故最好测定 24 小时内每次哺乳量之和，连测 3 天取均数更好。测量方法：可在每次哺乳前后各测定一次婴儿体重，前后两次体重之差就是这次哺乳摄入的量。各次哺乳量相加即可计算当天哺乳量。乳量与母乳供能量（人乳 100 mL 供能量 284.5 kJ 或 68 kcal）相乘即得婴儿每天所获总能量，再与按婴儿体重得出的每日需要的能量相比较即可估计婴儿所获得的母乳量是否足够。这是比较准确的估计方法。

婴儿定时去儿童保健门诊测量体重、身高，如体重增长良好，小儿平时也很少患病、健康活泼，则大多表示母乳分泌量是足够的。母乳喂养的婴儿一般不会长得很胖，而过于肥胖也不是小儿健康的标志。

Q: 孕妇及婴幼儿如何补充 DHA 呢?

二十二碳六烯酸（docosahexaenoic acid，DHA）是脂肪酸家族的一员，属于 n–3 长链多不饱和脂肪酸。妊娠期和哺乳期 DHA 营养状况与母婴健康关系密切。有研究显示，维持机体适宜的 DHA 水平，有益于改善妊娠结局、婴儿早期神经和视觉功能发育，也可能有益于改善产后抑郁及婴儿免疫功能和睡眠模式等。那么，如何补充 DHA 呢?

孕妇和乳母每日摄入 DHA 不少于 200 mg，可通过每周摄入鱼肉 2 ～ 3 餐（其中 1 餐以上为富脂海产鱼）、每日食鸡蛋 1 个来加强 DHA 摄入。

婴幼儿每日 DHA 摄入量宜达到 100 mg。母乳是婴儿 DHA 营养的主要来源，现倡导和鼓励母乳喂养，母乳喂养的足月婴儿不需要另外补充 DHA。在无法母乳喂养或母乳不足情形下，可应用含 DHA 的配方奶粉，其中 DHA 含量应为总脂肪酸的 0.2% ～ 0.5%。早产儿对 DHA 的补充应遵医嘱。

Q: 新生儿为什么老打嗝?

新生儿打嗝是婴儿常见的现象，新生儿的膈神经受到刺激后会导致膈肌痉挛，横膈肌不由自主的收缩，空气被迅速吸进肺内，声带之间的裂隙骤然收窄发出奇怪的声响，从而引起打嗝现象。家长护理宝宝时应注意避免新生儿吃奶太急、吞咽空气、腹部着凉等情况。

Q: 新生儿生理性体重下降范围是多少呢?

新生儿在生后头几天可出现尿量增多、尿钠排泄增多和体重下降的现象，但是不伴脱水和低钠血症，称之为生理性体重下降。这是新生儿对宫外生活过渡和适应的反映。足月儿通常丢失体重不会超过出生体重的 10%。

Q: 新生儿眼周及鼻周皮肤发青是怎么回事呢?

新生儿眼周及鼻周皮肤发青可能的原因如下：其一，正常的生理现象，新生儿眼周及鼻周皮肤脂肪层较薄，静脉血管比较明显，所以会出现皮肤发青的症状，随着宝宝年龄的增长，症状就会慢慢减轻；其二，缺氧的表现，如果新生儿眼周及鼻周皮肤发青，同时伴有口唇青紫、呼吸急促，则证明宝宝身体缺氧，家长需要带宝宝到医院进行检查，排除其他疾病。

Q: 新生儿照蓝光有什么不良反应呢?

新生儿黄疸达到光疗指征时需要进行蓝光照射治疗进行退黄。它的主要原理是光疗下可使未结合胆红素形成异构体，从而直接经胆汁和尿液排出。其不良反应有：发热、腹泻和皮疹，但多不严重，可继续光疗；当血清直接胆红素升高（$>68\ \mu mol/L$）

并且肝功能增高时，光疗可使皮肤呈青铜色（青铜症），此时应停止光疗，青铜症可自行消退。此外，光疗时应适当补充水分及钙剂。

Q: 新生儿眼睛有眼屎怎么办?

新生儿眼睛有眼屎主要的原因有两种，一种是局部有炎症，如新生儿结膜炎，除眼屎较多外还可以见到结膜发红。这种情况可以用无菌的生理盐水进行冲洗，之后在医生的指导下，选择适宜的眼药水（如妥布霉素滴眼液）进行治疗。

如果经过以上局部处理，眼部分泌物仍然反复出现，就要考虑到先天发育问题，最常见的是新生儿泪道不通。此时要在眼科医生的指导下做按摩，必要的时候可以做泪道疏通术，从根本上解决新生儿眼部分泌物多的问题。

Q: 宝宝耳屎怎么清理?

宝宝耳屎（耵聍），可以通过多种方法进行清理，如自行排出、用掏耳勺，也可前往医院进行清理。

（1）自行排出：如果宝宝耳内有比较细小的耵聍，一般借助咀嚼和张口等动作可以自行排出，通常无须进行特殊的处理。耵聍属于耳道内的分泌物，能防止耳道表面被破坏，还可以起到阻止细菌进入耳道内部的作用，因此不建议过度掏挖。

（2）用掏耳勺：如果宝宝耳内的耵聍位置比较浅，可以让宝宝固定不动，然后使用柔软的掏耳勺，轻轻地将耳内的耵聍掏出，掏耳朵的过程中需要小心谨慎，以免损伤宝宝的耳道。注意，不建议经常为宝宝掏耳朵。

（3）医院清理：如果宝宝耳内的耵聍比较多，且位置比较深，可以前往医院进行处理。对于比较硬的耵聍，通常需要先使用软化耵聍的滴耳液，待耵聍软化之后，再使用专业的器材将耵聍清理出来。

Q: 新生儿体重多少属于低出生体重儿呢?

低出生体重儿指的是出生体重小于 2500 g 的新生儿，其中小于 1500 g 的新生儿是极低出生体重儿，如出生体重小于 1000 g 则为超低出生体重儿。

Q: 什么叫发热? 宝宝低热怎么护理呢?

宝宝体温超过 37.5 ℃是发热。低热需要做好相应的护理，如适当饮水、及时更换衣物，还可通过物理退热的方法帮助宝宝退热。①适当饮水：宝宝发生低热后，需要让宝宝适当饮水，通过饮水能促进体液循环，帮助宝宝排尿、排汗，可起到辅助降温的作用。②及时更换衣物：如果宝宝在出汗之后衣物比较潮湿，需要及时给宝宝更换衣物，避免宝宝穿着潮湿的衣物，导致再次受凉。③物理降温：可以使用小毛巾蘸温水给宝宝的腋窝、腹股沟、额头等部位进行擦拭，通过温水的挥发可带走其热量，能促进体温下降；还可以给宝宝洗温水澡，但需要注意水温，水温过烫会让宝宝产生不适的感觉，应注意洗温水澡的时间不宜过长，最好控制在 10 分钟左右。

如果宝宝长时间处于低热的状态或通过以上措施仍然不能缓

解，建议及时带宝宝前往儿科就诊，查找病因。

什么是呼吸急促呢？

呼吸增快是婴儿呼吸困难的一种征象。年龄越小越明显。呼吸急促是指：婴儿＜2月龄，呼吸频率≥60次/分钟；2～12月龄婴儿，呼吸频率≥50次/分钟；1～5岁幼儿，呼吸频率≥40次/分钟。

新生儿为什么会有乳腺肿大？

有些新生儿生后几天会出现乳腺肿大，这是由于来自母体的雌激素中断，负反馈作用减弱，在促性腺激素的作用下，性激素分泌呈一过性增加所致。新生儿乳腺肿大，于生后4～7天均可发生，乳腺如蚕豆或核桃大小，2～3周自然消退，切勿挤压，以免发生感染。

什么是“假月经”现象？会持续多长时间呢？

一部分女婴于出生后5～7天，阴道流出少许的血性分泌物，俗称“假月经”，是雌激素的中断所致，可持续1周左右。

宝宝红屁屁是怎么发生的？

红屁屁指的是尿布皮炎，是指在包裹尿布的部位发生的一种皮肤炎性病变，也称为婴儿尿布疹或者婴儿红臀。其主要表现为臀部与尿布接触部位的皮肤出现潮红、皮疹，甚至是溃烂及感染。发生红屁屁最主要的原因是臀部皮肤长时间潮湿、闷热，粪便及尿液中的刺激物质会使皮肤受损而出现小屁股发红，而同时细菌、真菌等微生物引起受损皮肤上继发感染进一步加重了红屁股的程度。

Q: 宝宝红屁屁了怎么办?

预防尿布皮炎的最佳方法是尽量不要给宝宝裹尿布，让宝宝的屁屁在空气中多晾一些时间，这样可以避免臀部皮肤与粪便及尿液接触，当然这在夏天可行性较高。同时，经常更换尿布也是预防尿布疹的方法。建议给小婴儿每 2 ～ 3 小时就更换干净的尿布，尤其是在宝宝大便之后，建议温水清洗屁股后晾干皮肤，使用护臀霜，再更换干净尿布；无论是纱布尿裤还是一次性纸尿裤，都需要及时更换。另外，可以经常让宝宝的皮肤晒太阳。宝宝发生了红屁屁后，可以用红霉素软膏或莫匹罗星软膏搽宝宝臀部皮肤。

Q: 新生儿出生过程中缺氧是什么意思？会造成什么危害?

新生儿缺氧可以发生在产前、产时及产后。由于各种病因导致新生儿出生后不能建立正常的呼吸，引起缺氧并导致全身多脏器的损害，称为新生儿窒息，其本质就是缺氧。

由于窒息程度的不同，发生器官损害的种类及严重程度各异。重度窒息可引起多器官损害，如缺氧缺血性脑病、颅内出血、心肌受损、呼吸窘迫、肺出血等。

Q: 什么是高危儿呢?

高危儿是指已经发生或可能发生某种严重疾病而需要监护的新生儿。常发生于以下情况：①母亲疾病史：如糖尿病，感染、吸烟、吸毒或酗酒史，母亲为 Rh 阴性血型，过去有死胎、死产或性传播病史等；②母孕期异常：母亲患妊娠高血压综合征、先兆子痫、子痫、羊膜早破、羊水胎粪污染、胎盘早剥、前置胎盘；③异常分娩史：各种难产、手术产（高位产钳、胎头吸引、臀位产）、分娩过程中使用镇静和止痛药物史等；④出生时异常，如新生儿窒息、多胎儿、早产儿、小于胎龄儿、巨大儿、宫内感染、先天畸形等。高危儿出生后需要特别的监护，严重者还需要转至新生儿监护病房进行监护和治疗。